Ablenkbilder zur Überbrückung der Wartezeit

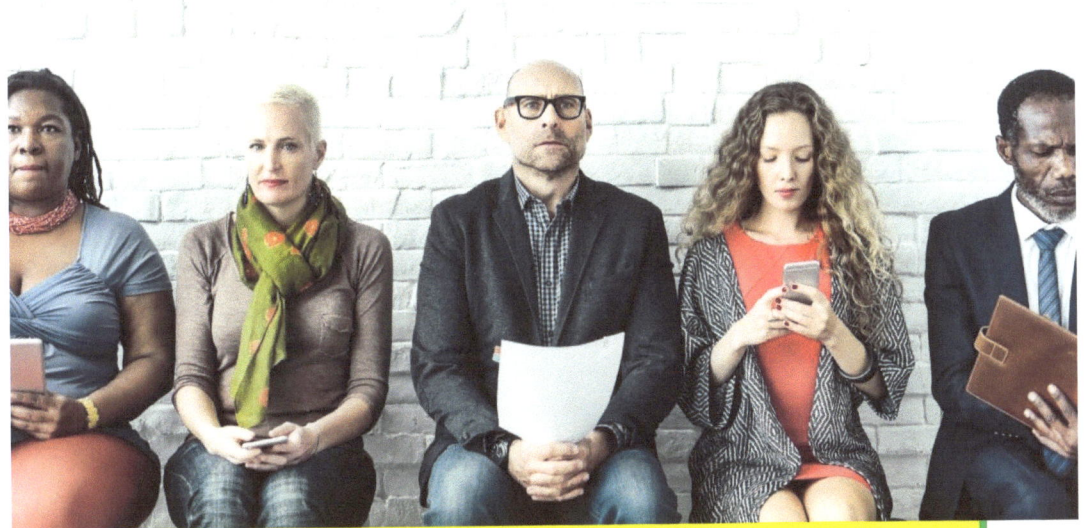

Wie interpretieren Sie diese Foto-Kunstbilder?
Exemplifizieren Sie bitte!

Für alle, die etwas aufgeregt sind und sich gerne kurzzeitig ablenken möchten, ist dieses kleine Fotobuch eine wunderbare Hilfe. Denn in diesem Heft finden Sie über 50 unterschiedliche farbige Kunst-Fotos die zum Suchen, Finden und Entdecken einladen. Auf diesen hier abgebildeten Foto-Kunstbildern können Sie viel entdecken und hineininterpretieren. So finden Sie vielleicht in dem einem oder anderem Bild ein oder mehrere Fantasiegesichter, geometrische Figuren oder vielleicht die Umrisse eines Tieres oder doch etwas völlig anderes!

Wer weiß schon, was Sie alles in so einem Kunstfotobild hineininterpretieren können. Nehmen Sie sich also doch einfach einmal etwas Zeit und gehen Sie auf eine kleine visuelle Entdeckungsreise.

PS: Wir empfehlen pro Bild mindestens 2 bis 3 Minuten Verweildauer.

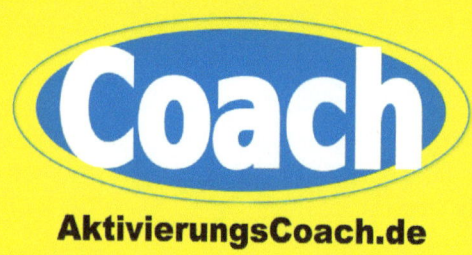

Copyright © 2019 by Denis Geier

Autor, Fotografien und Bildbearbeitung by Denis Geier, Buchcover Foto by ©

Herstellung / Imprint: Independently published

ISBN: 9781704330570

Sie finden uns im Internet unter www.AktivierungsCoach.de

Das Werk, ist urheberrechtlich geschützt. Jede Verwendung ist ohne Zustimmung unzulässig.
Zuwiderhandlungen werden strafrechtlich verfolgt.

Autor, Fotografien und Bildbearbeitung by Denis Geier, Buchcover Foto by bialasiewicz © envato.com, Foto Seite 1 by Rawpixel© envato.com, Foto Buchcover Rückseite by tommyandone© envato.com.

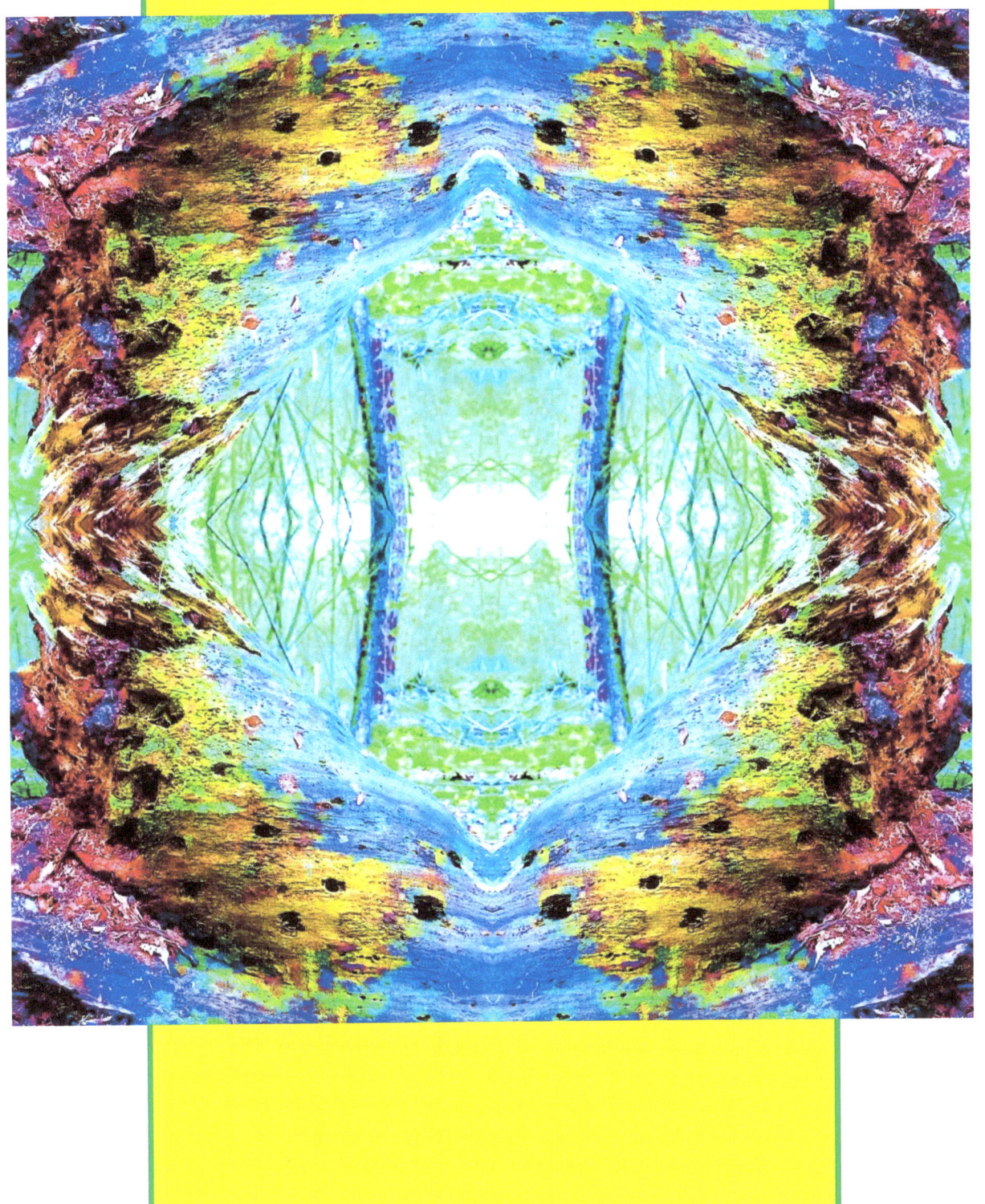

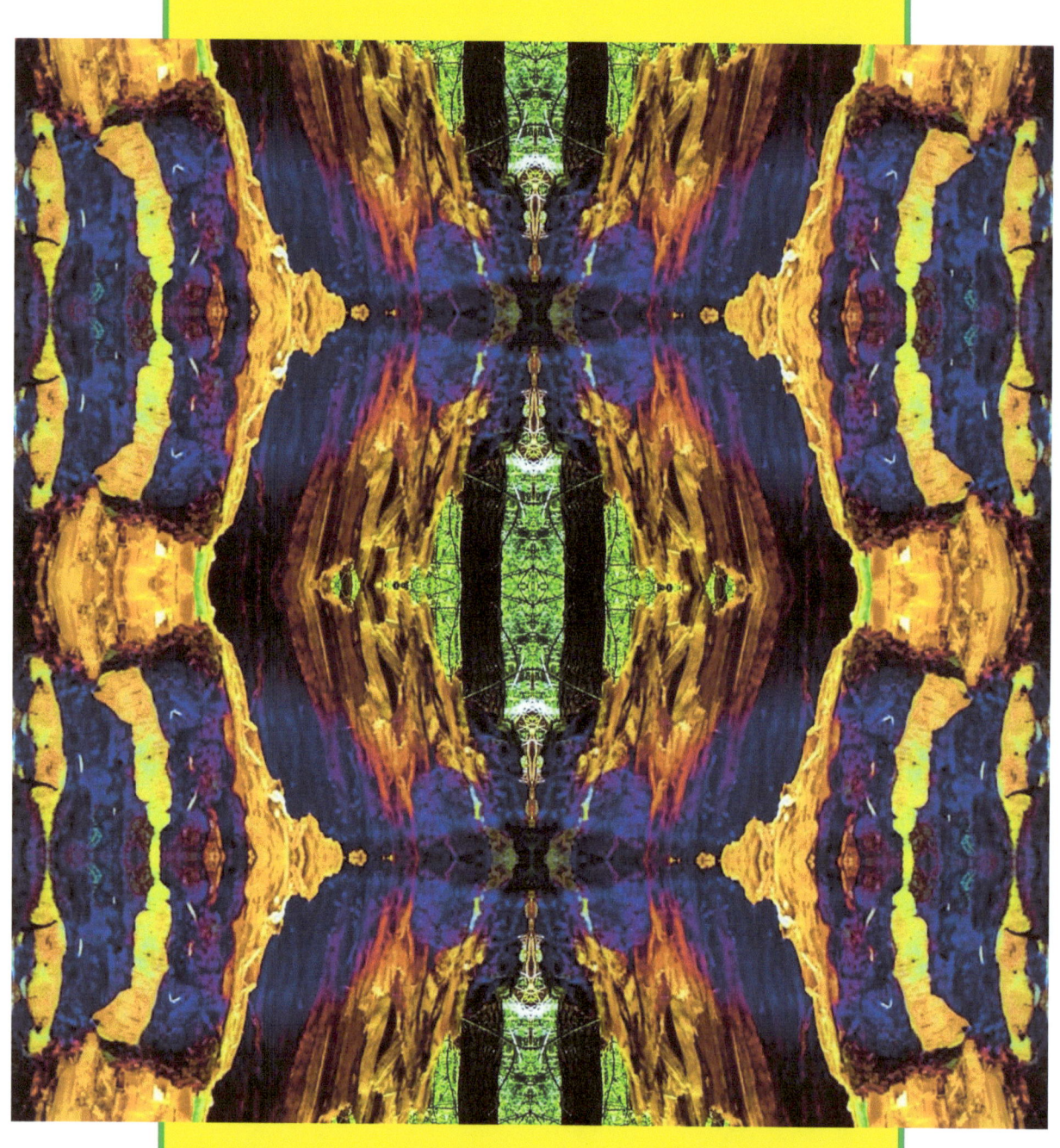

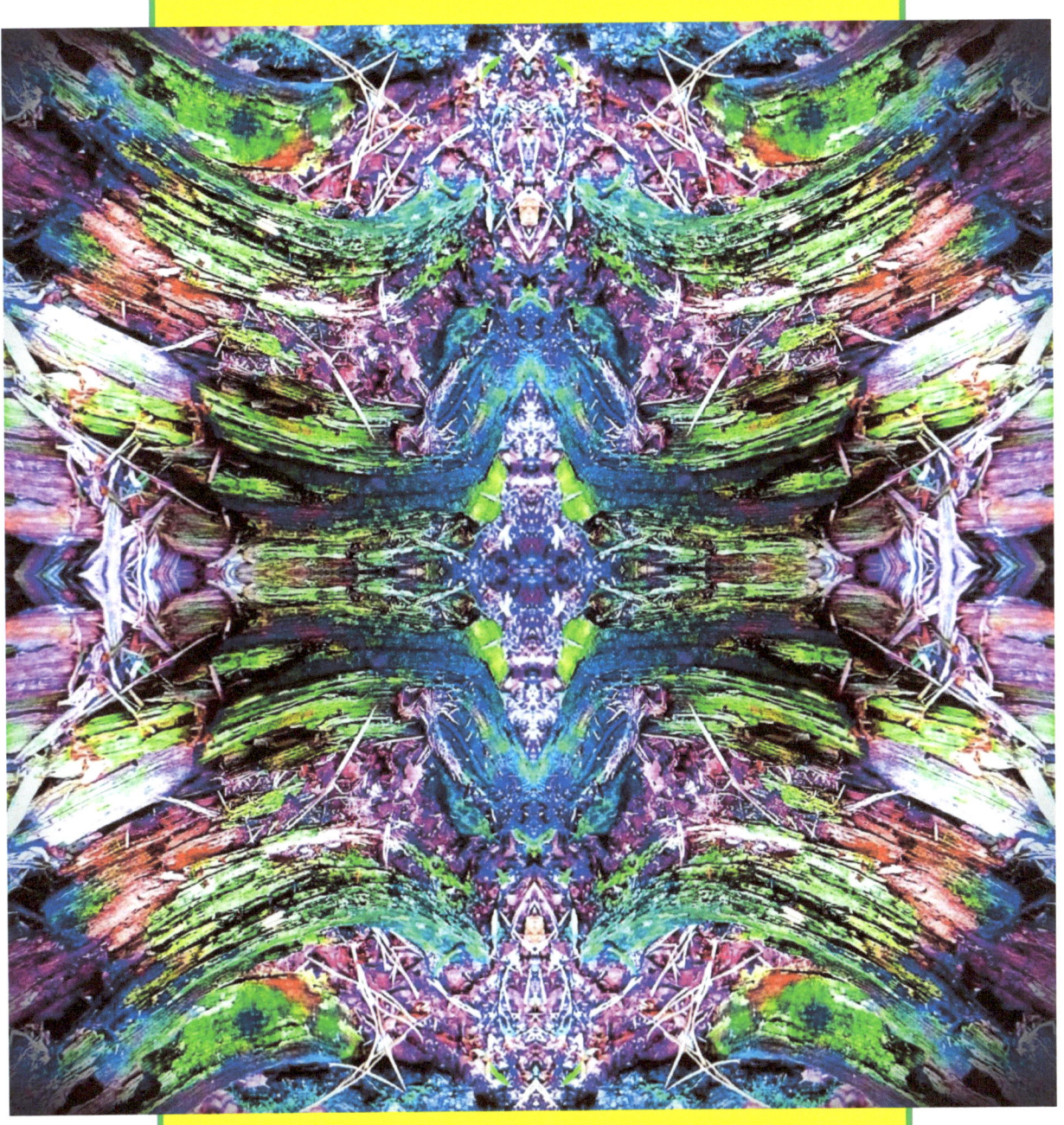

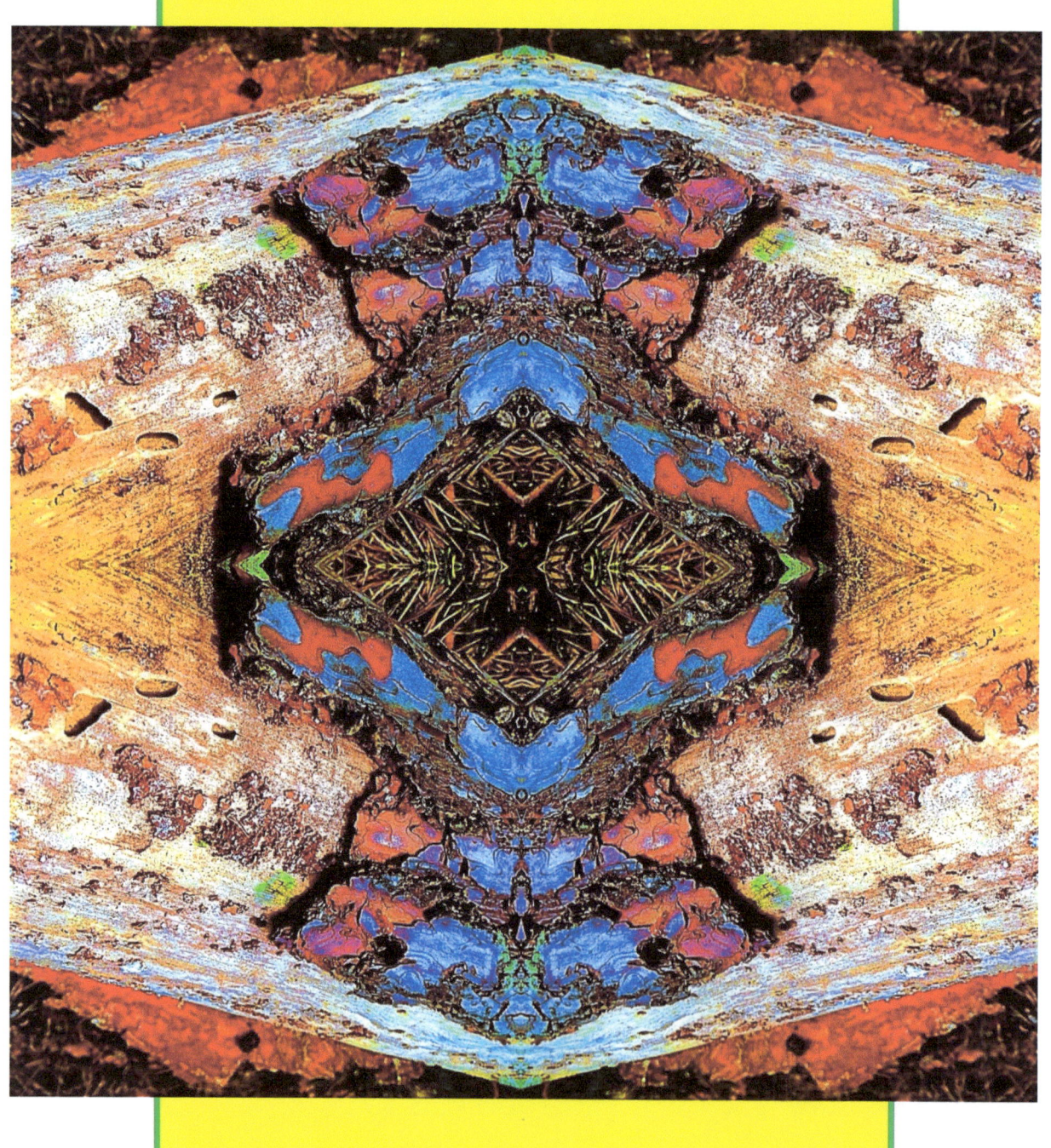

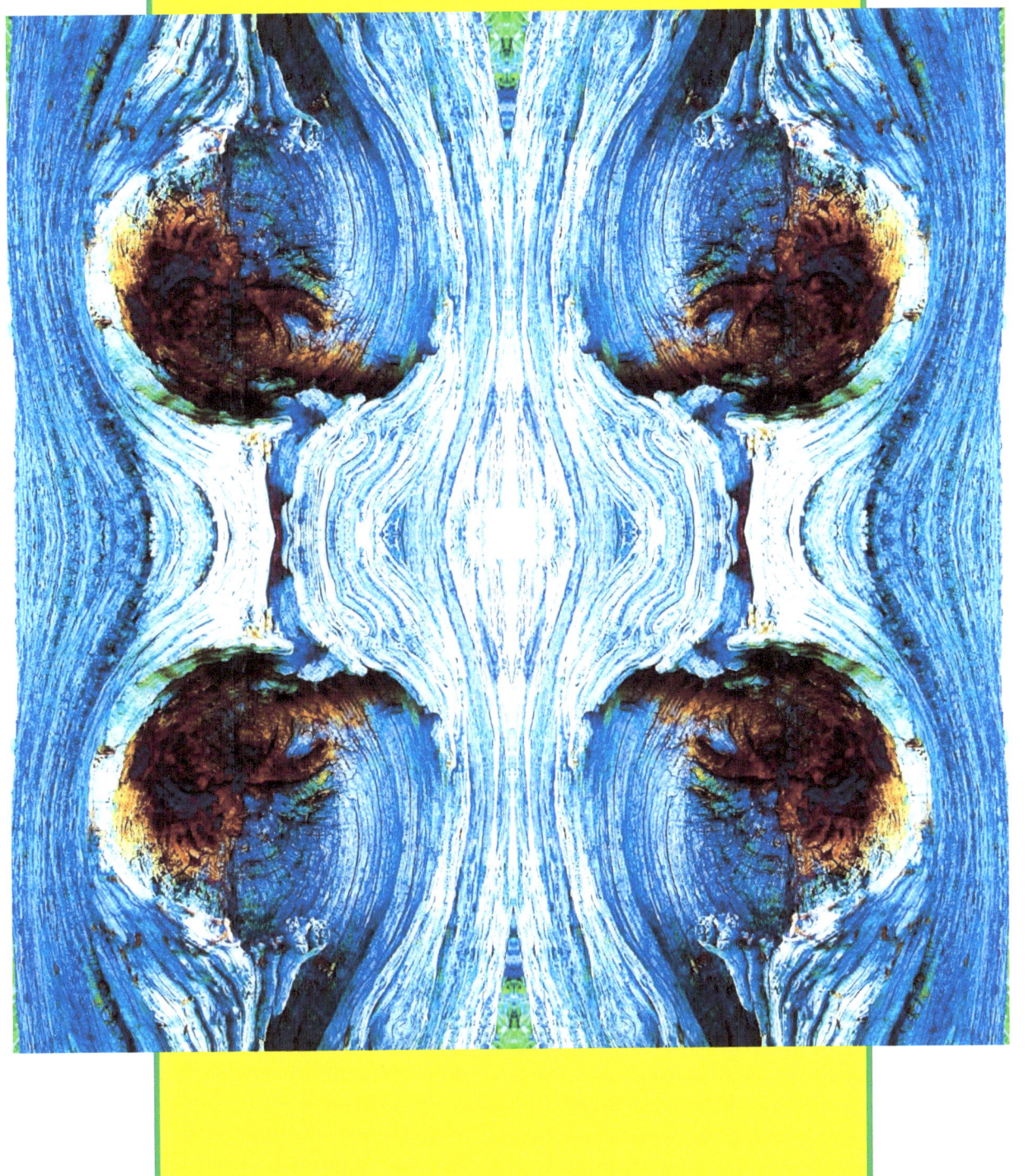

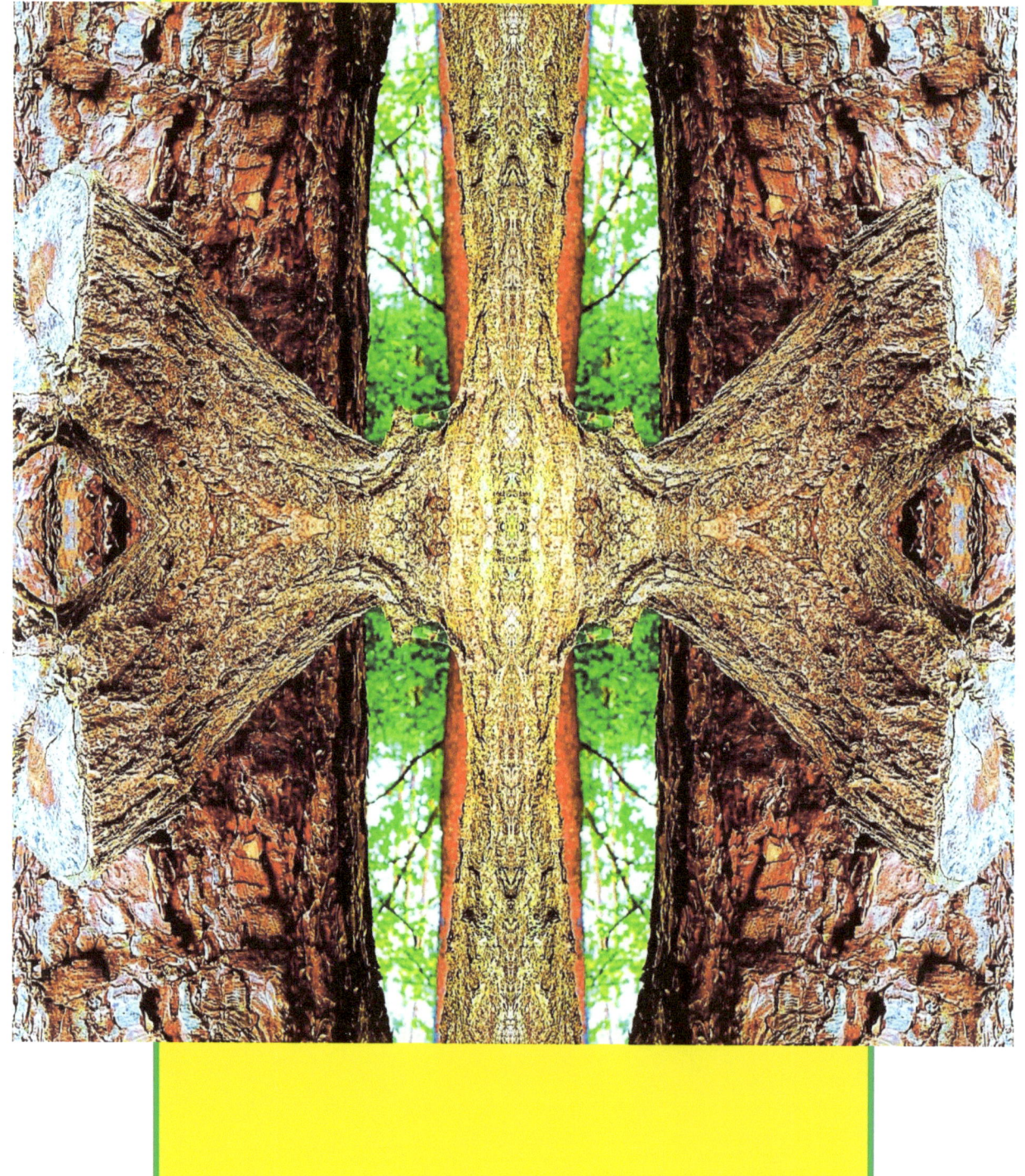

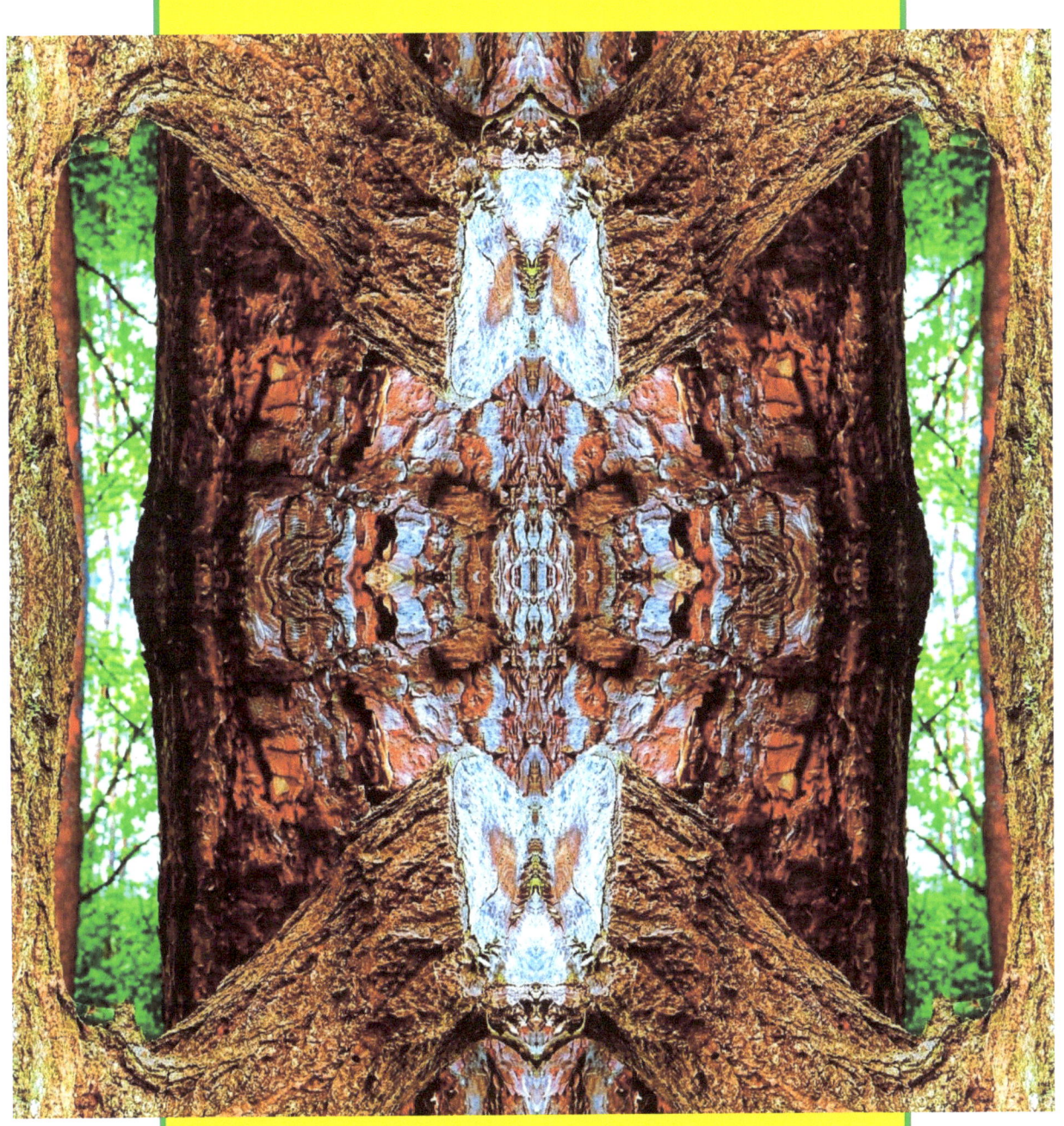

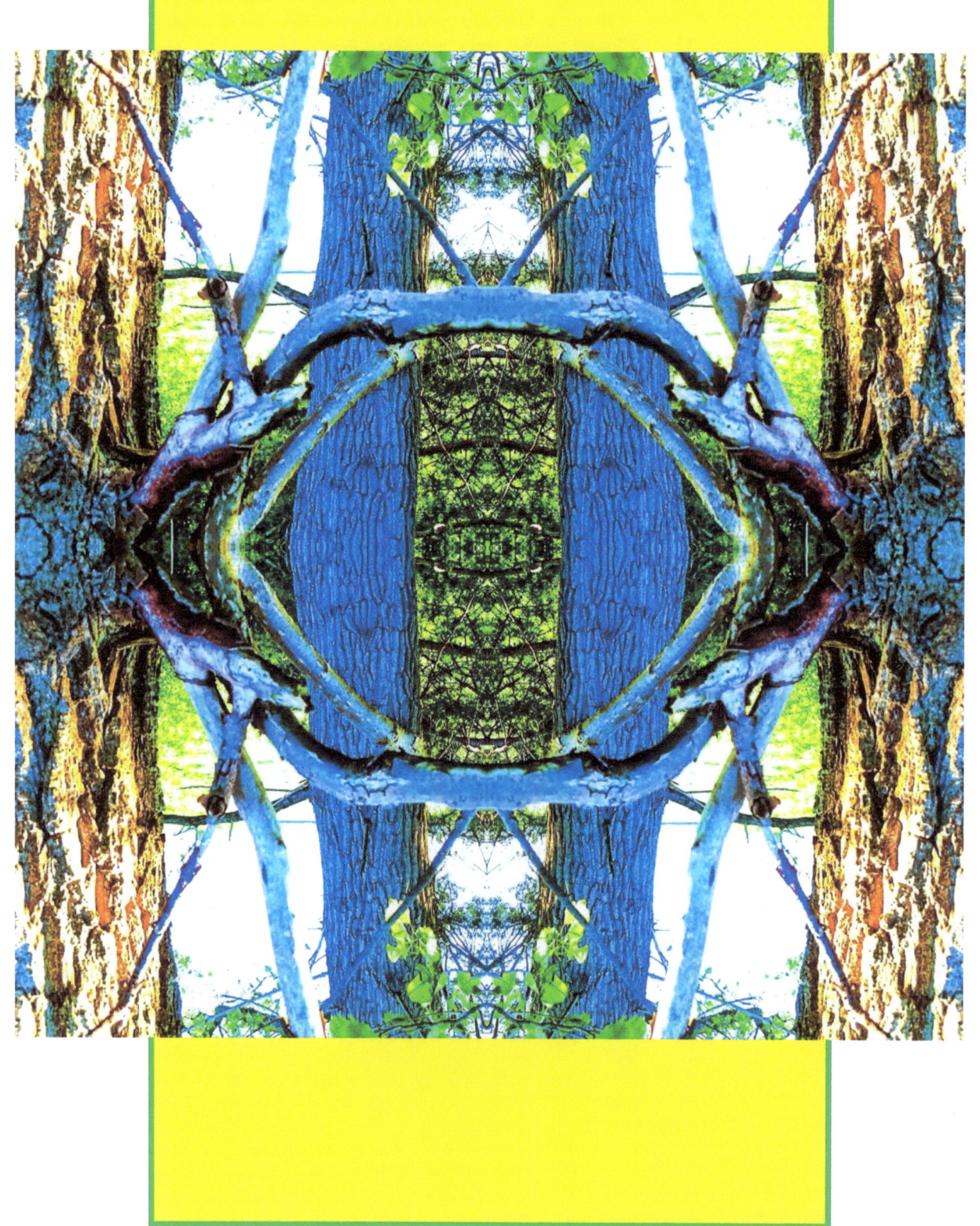

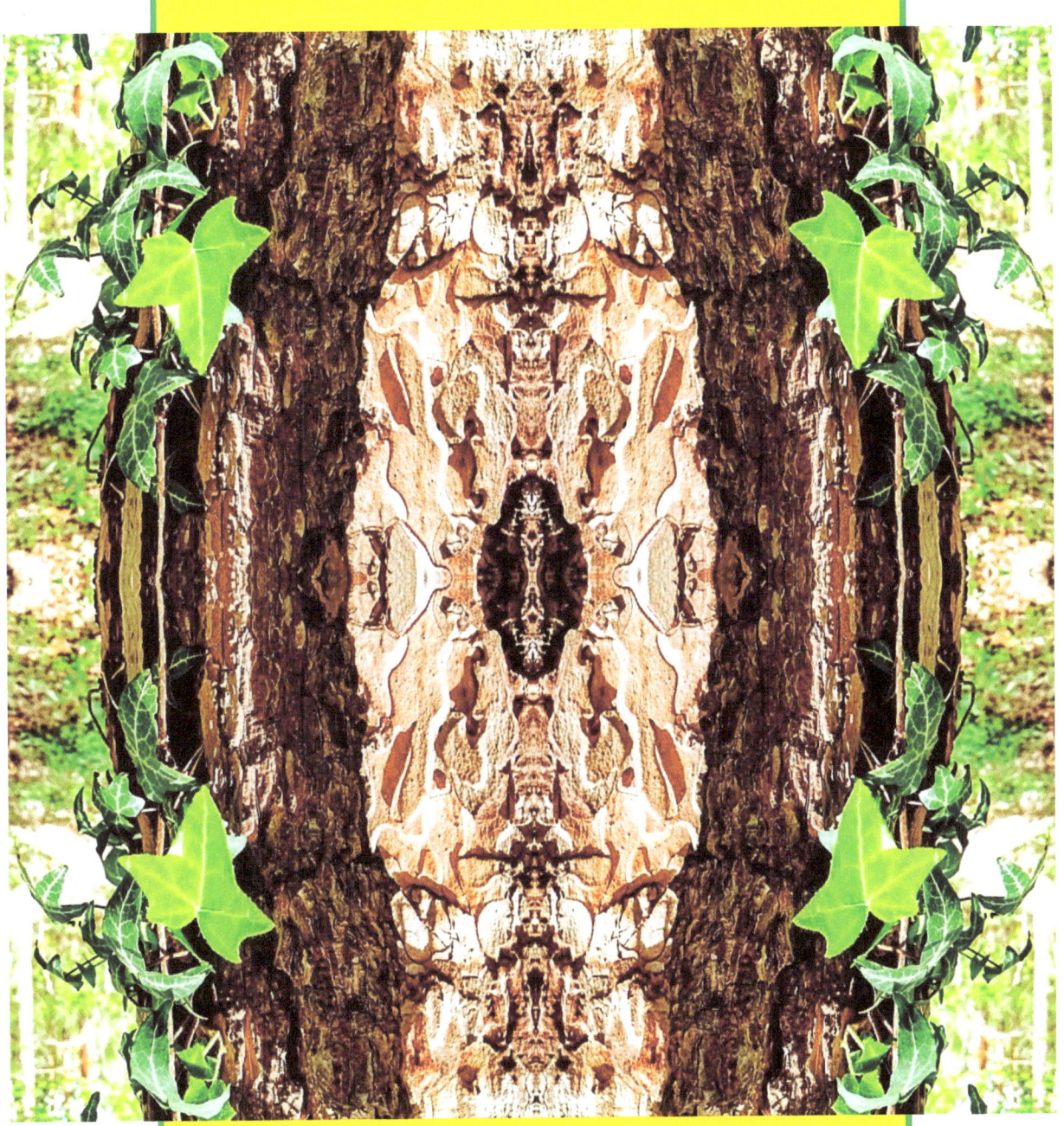

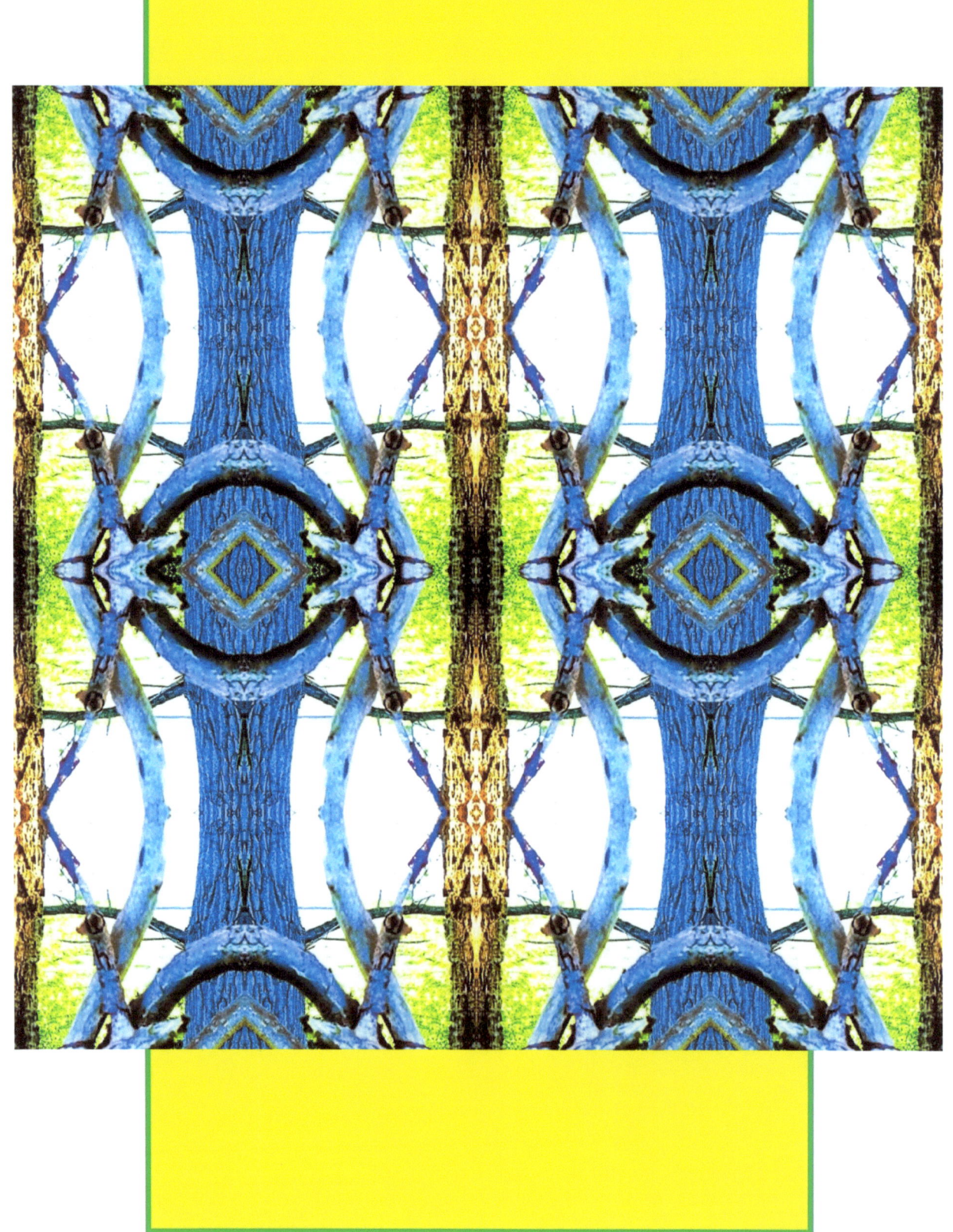

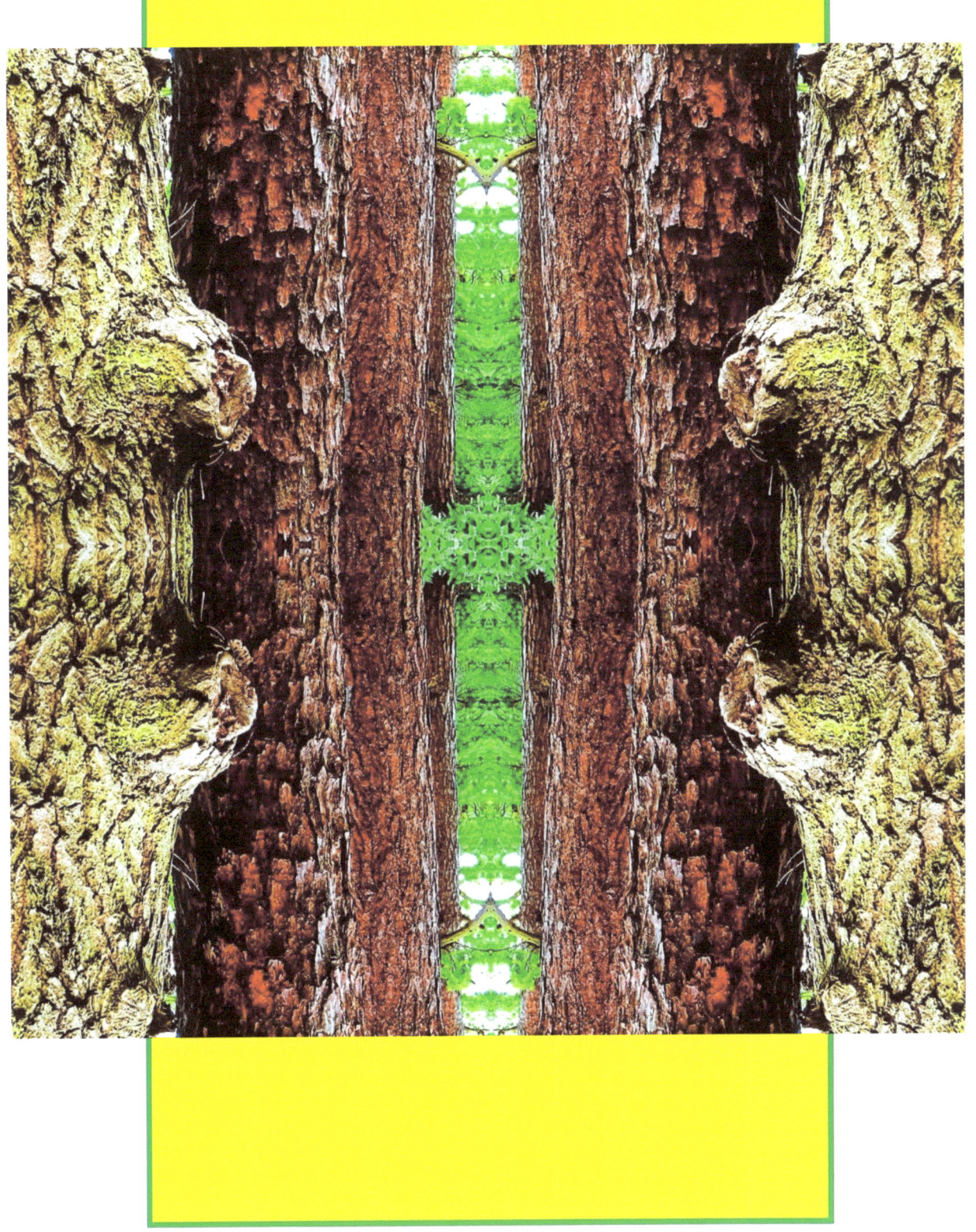

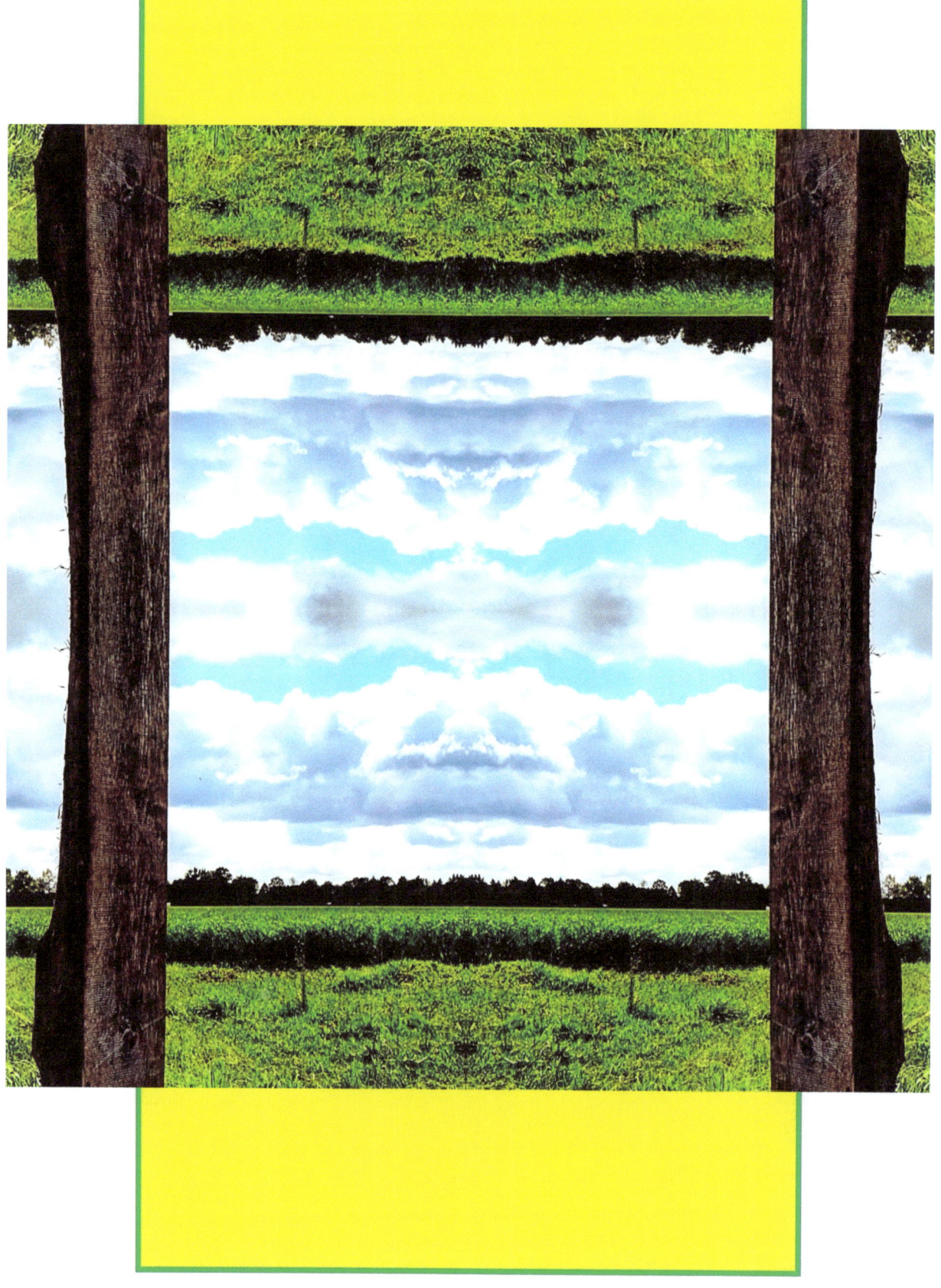

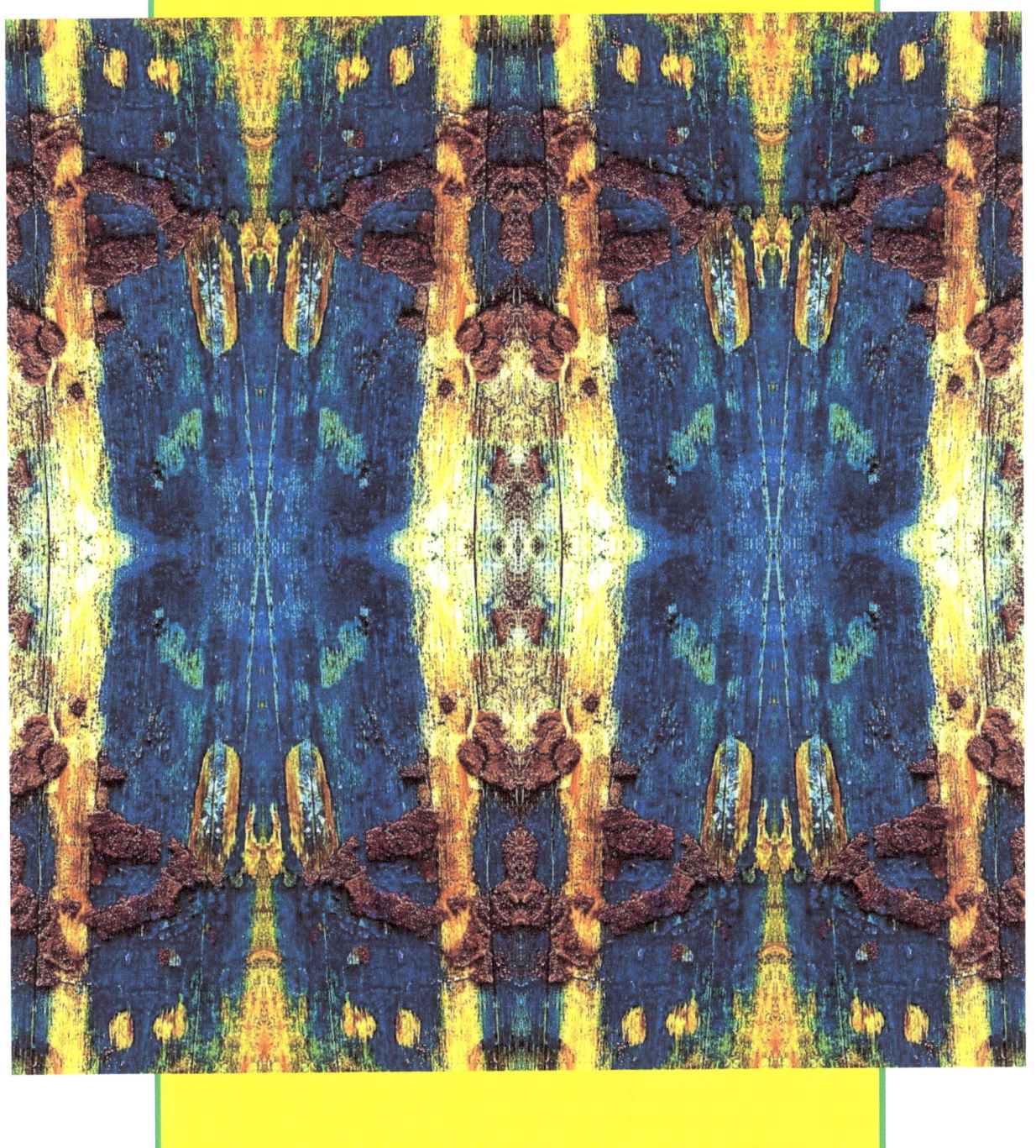

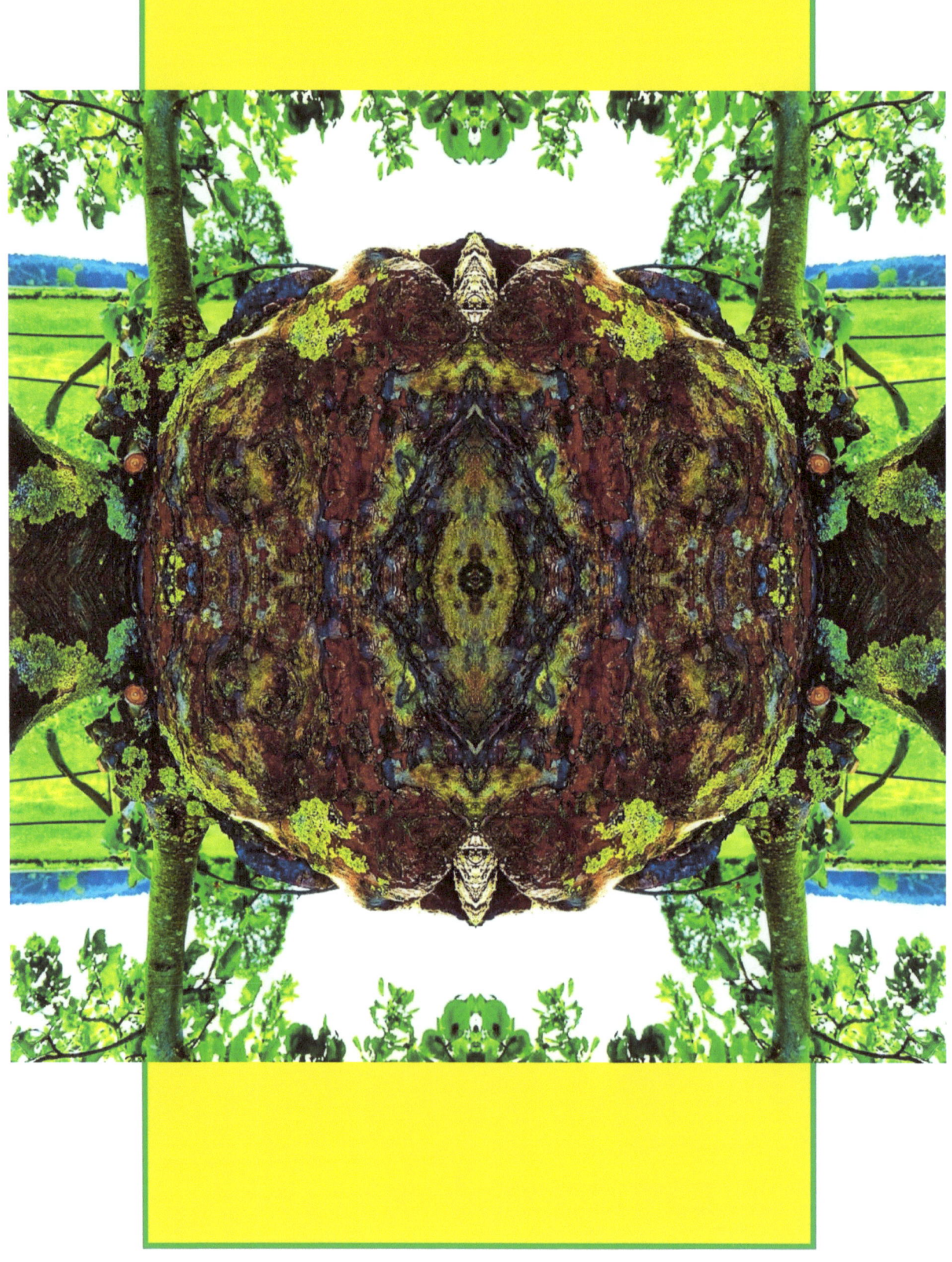

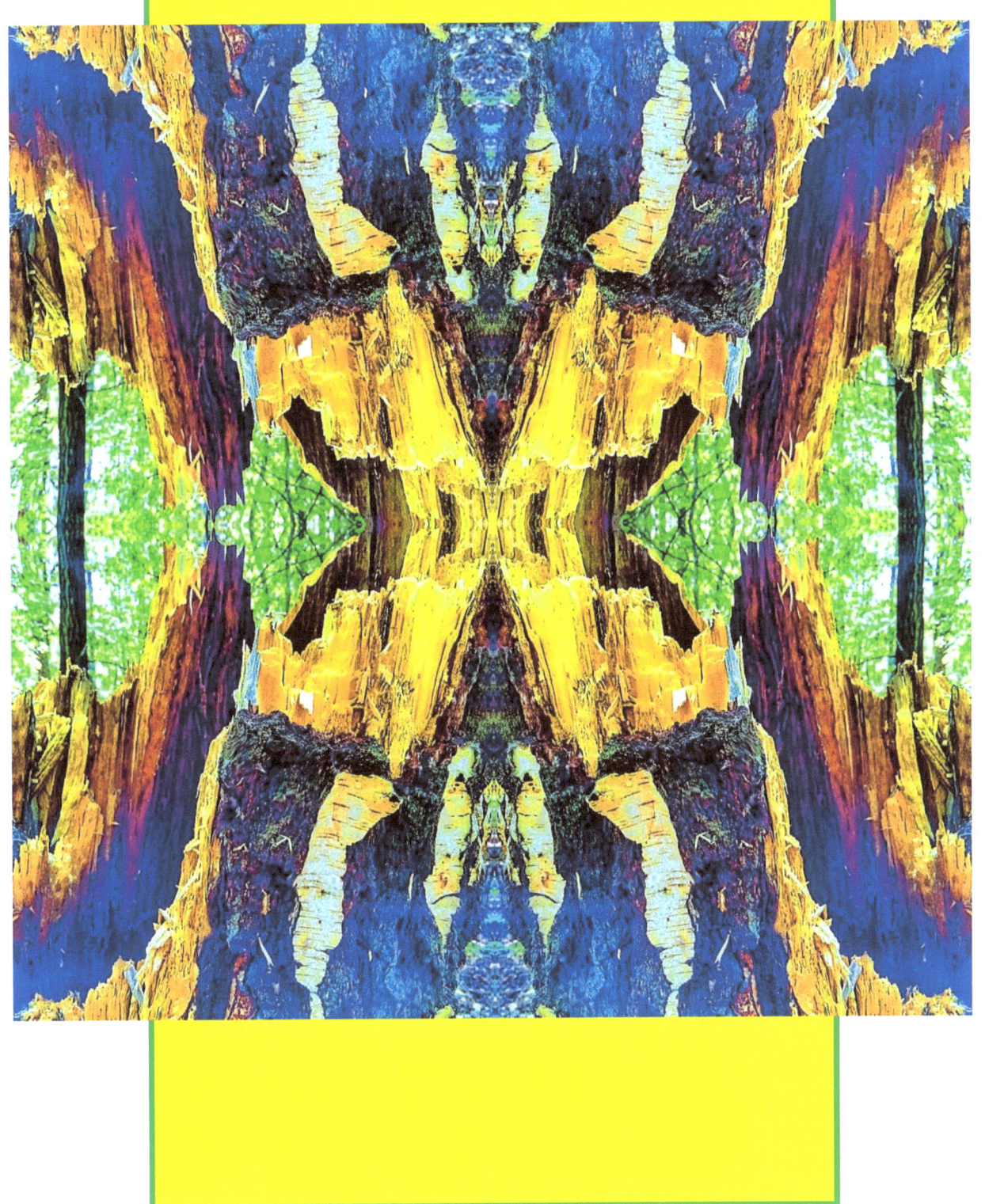

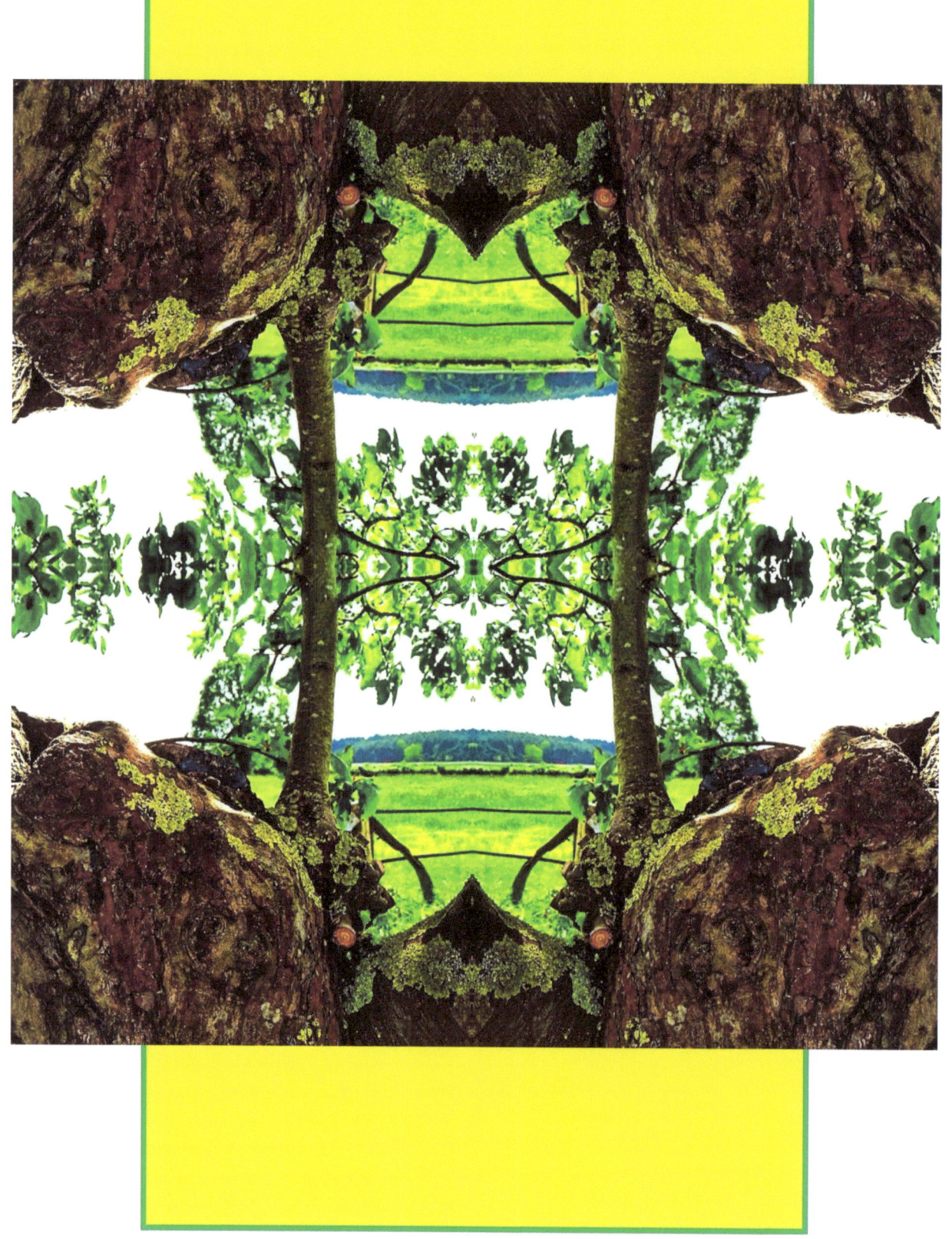

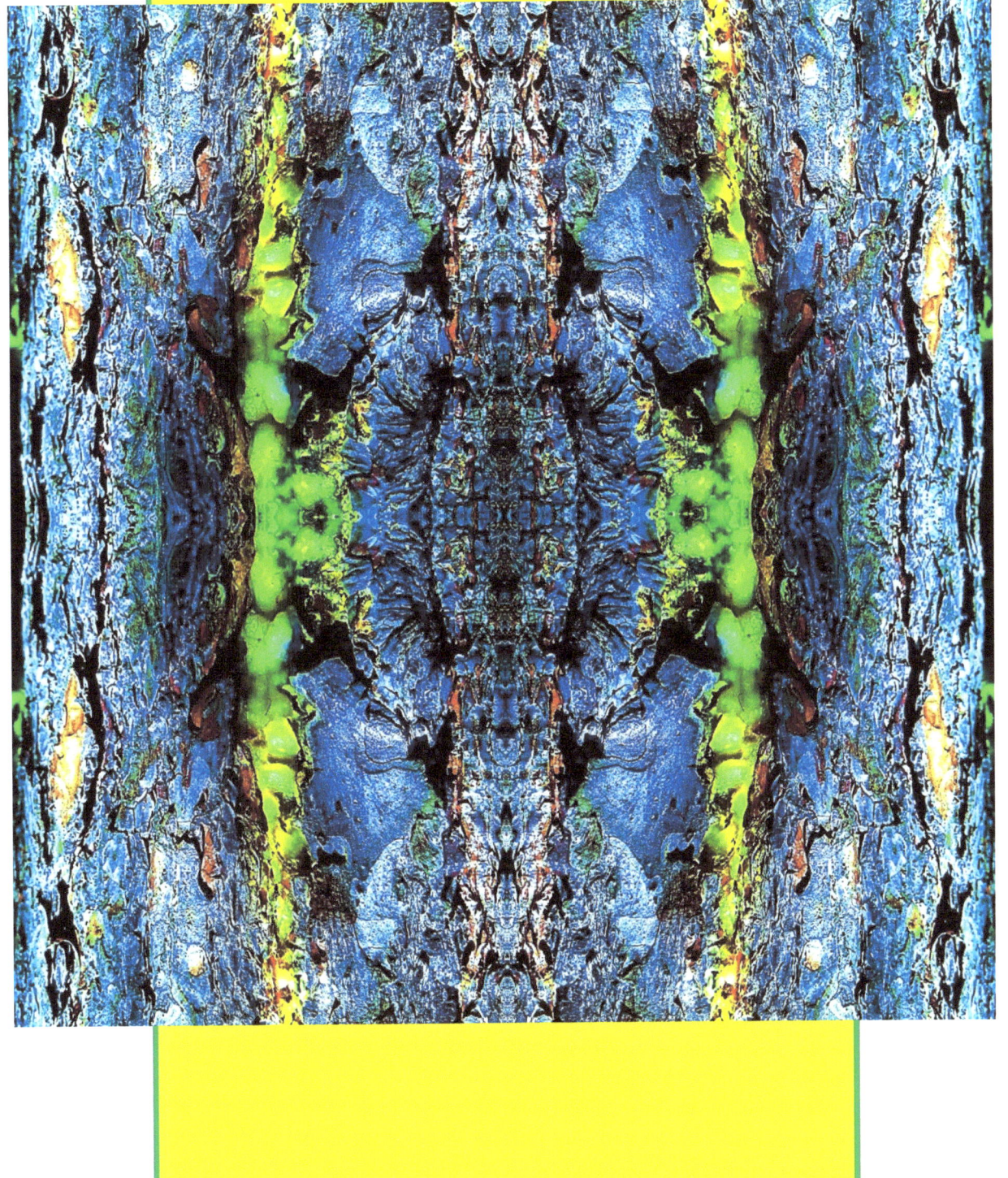

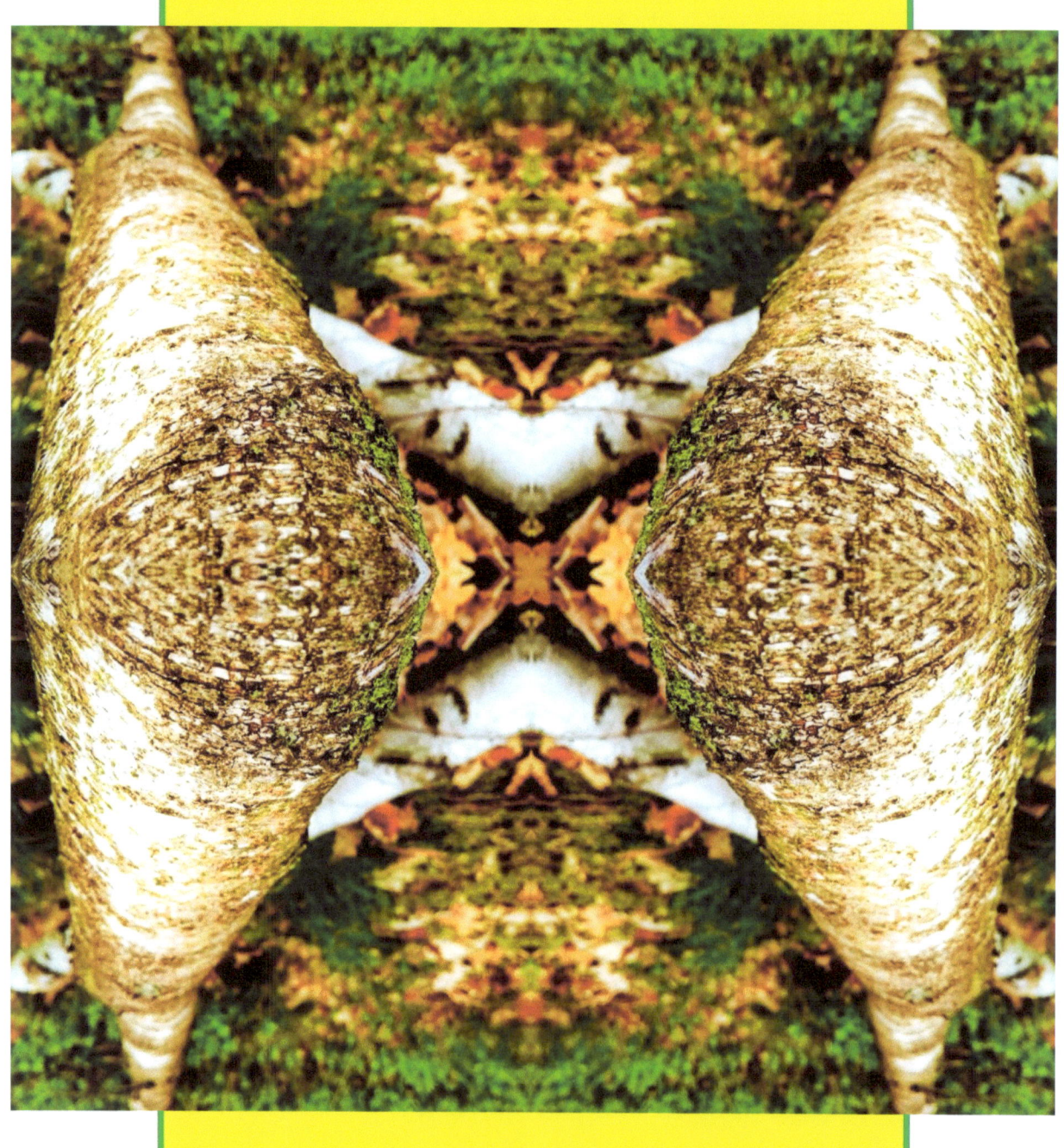

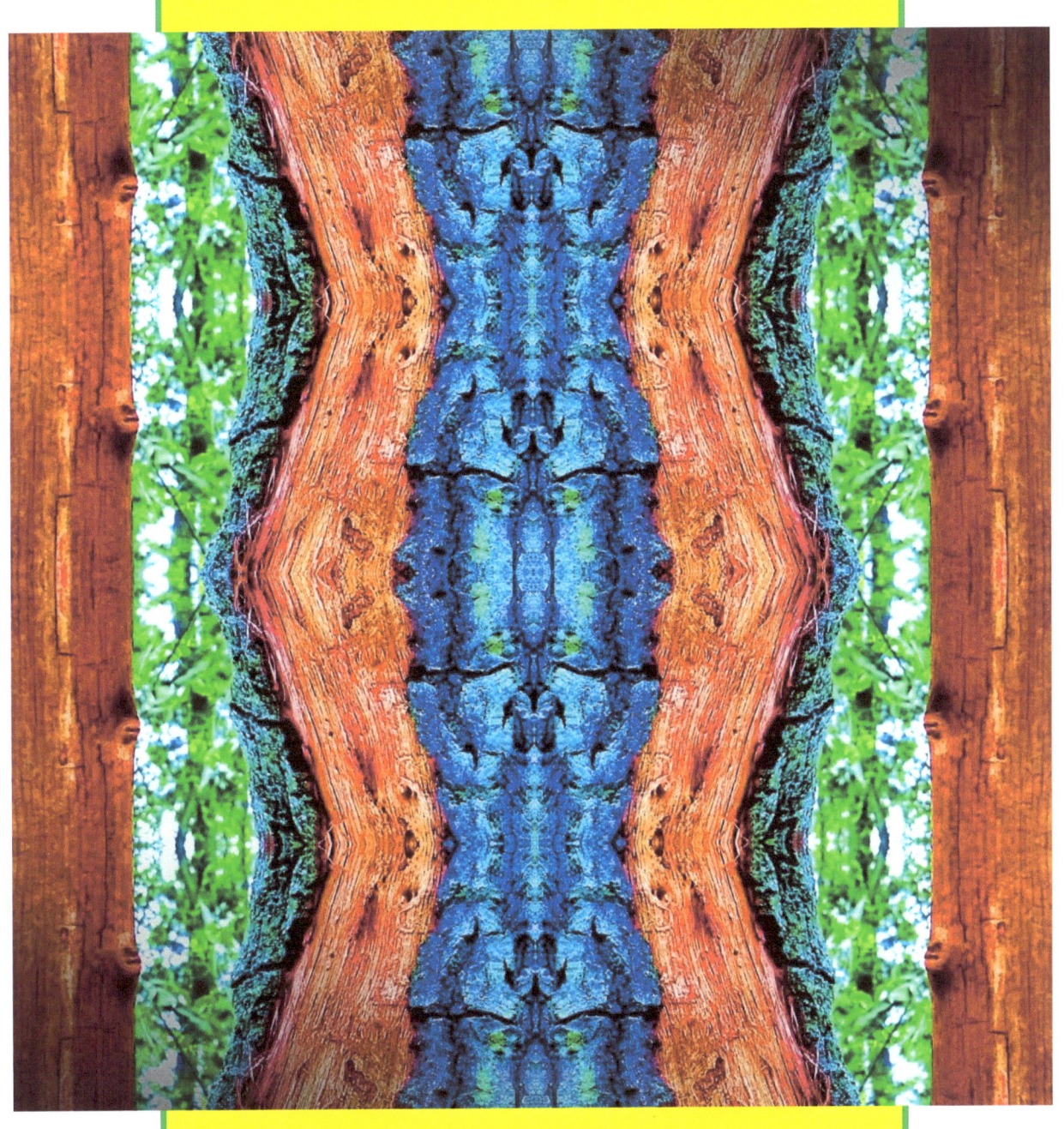

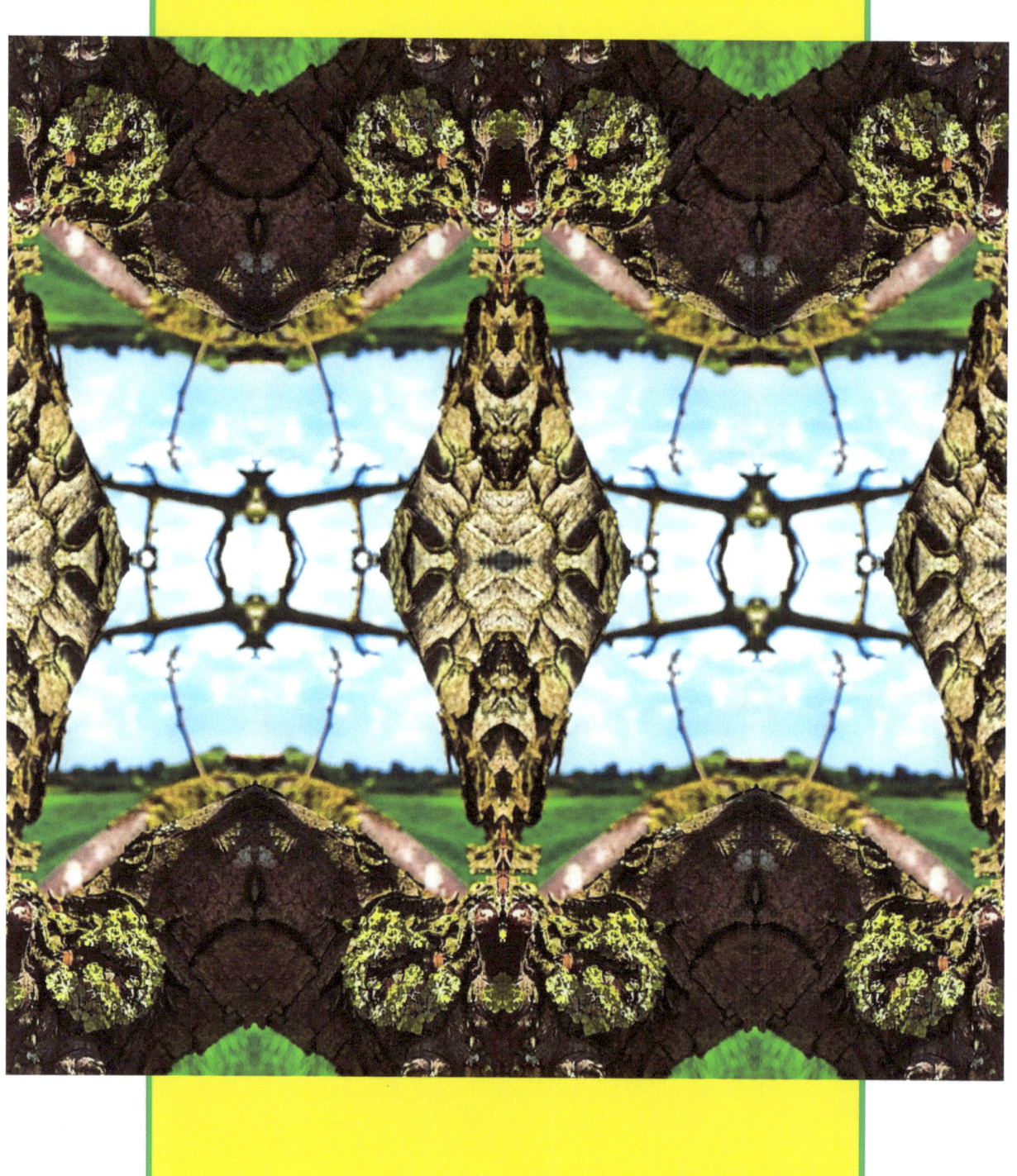

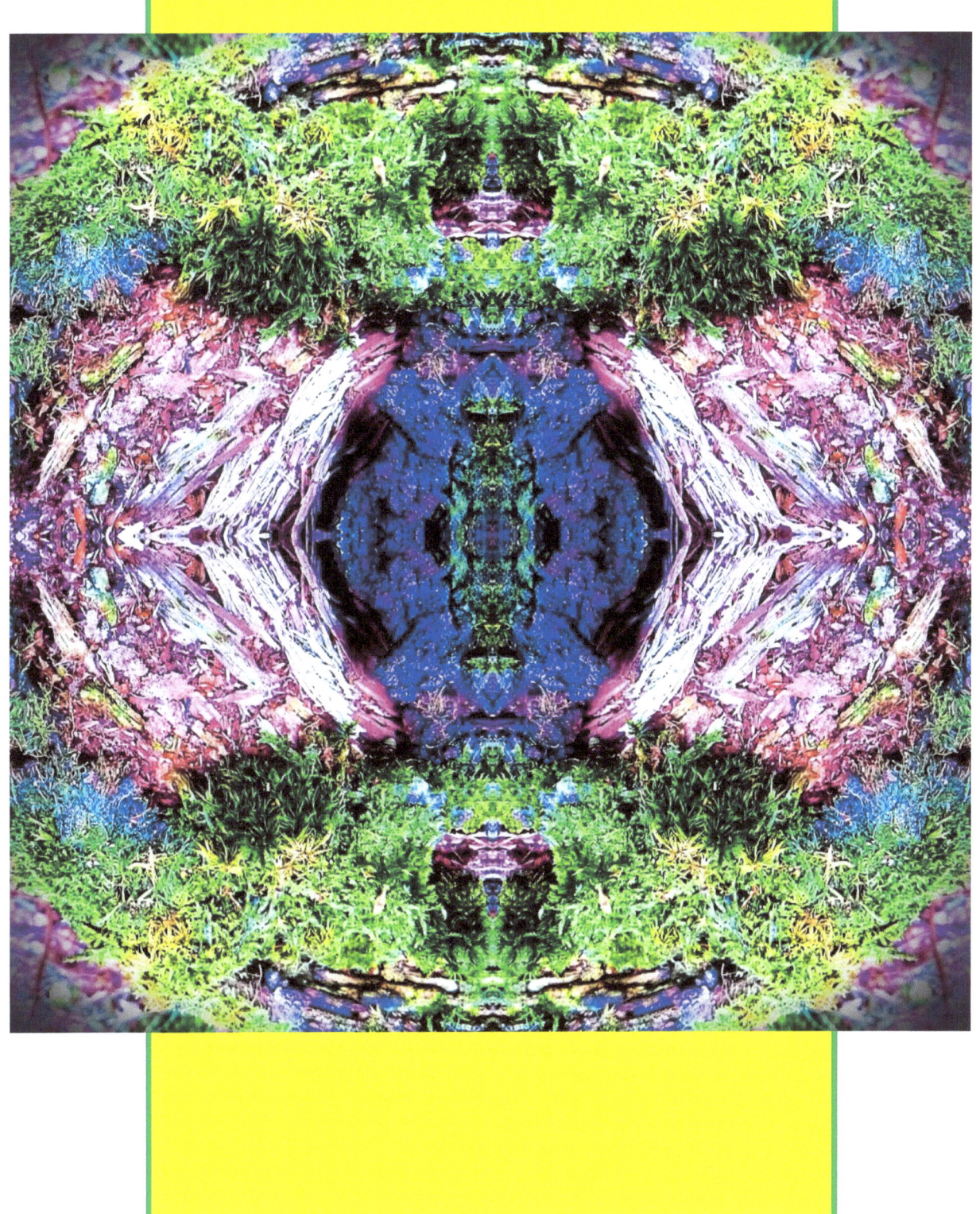

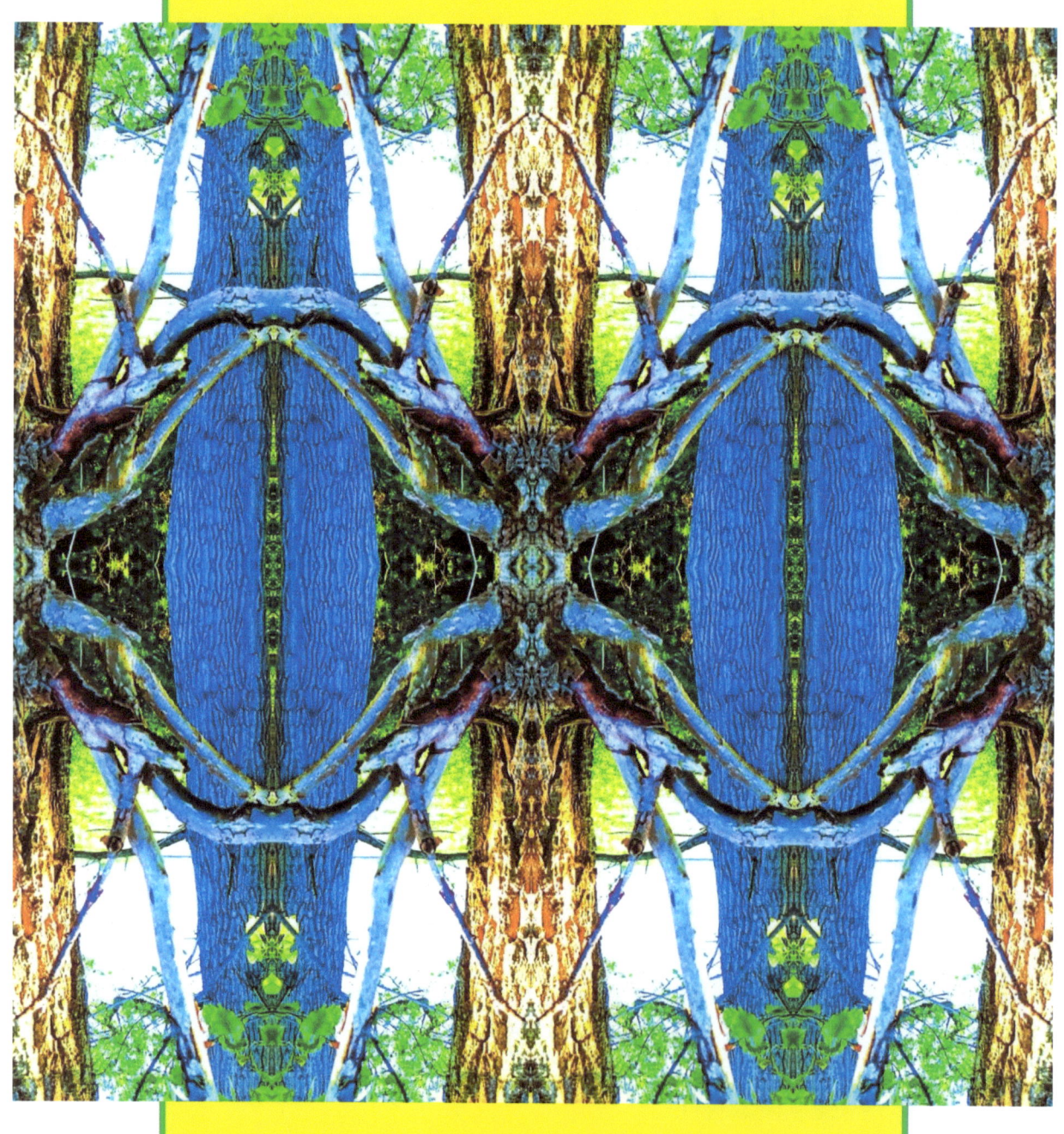

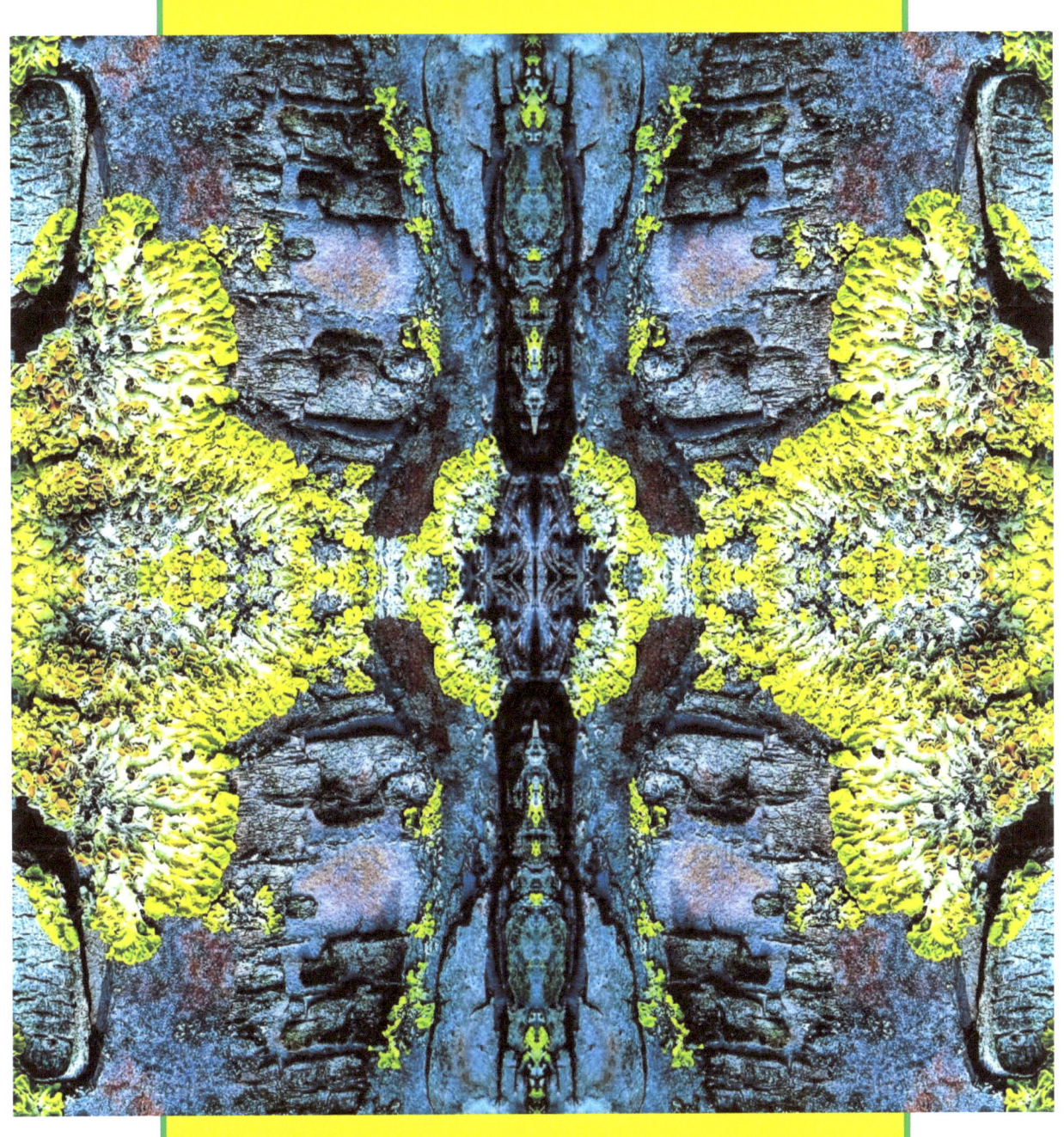

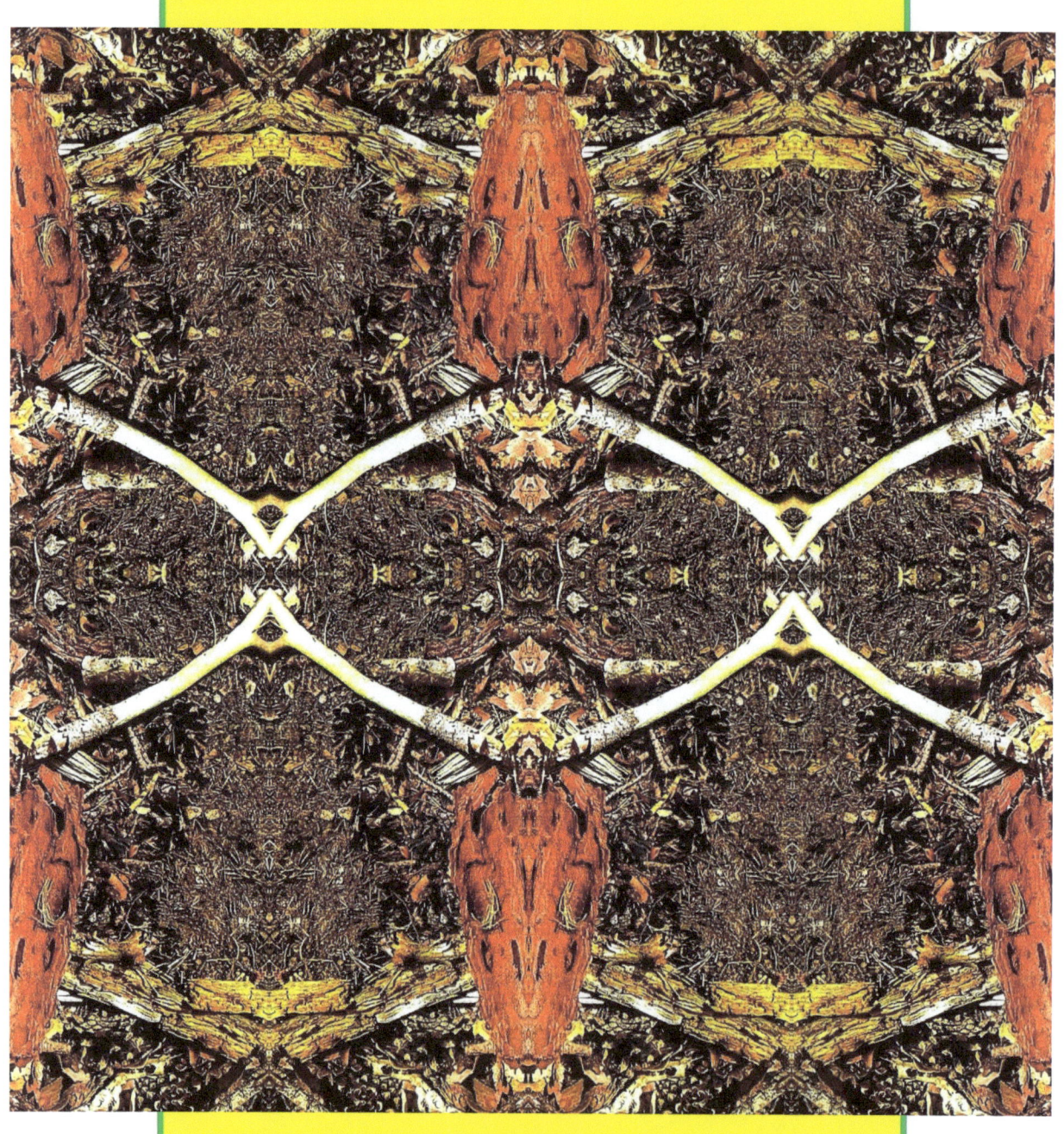

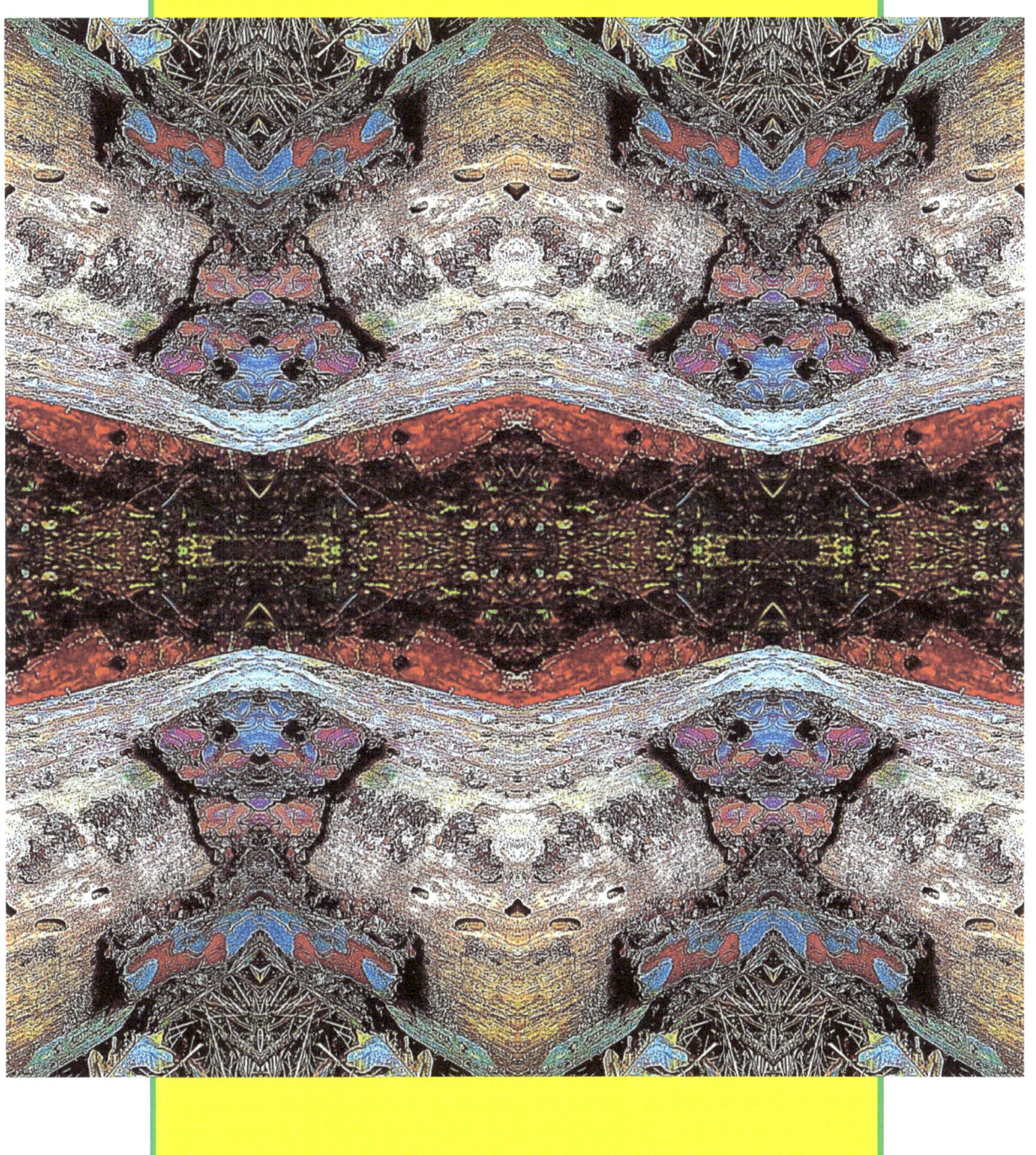

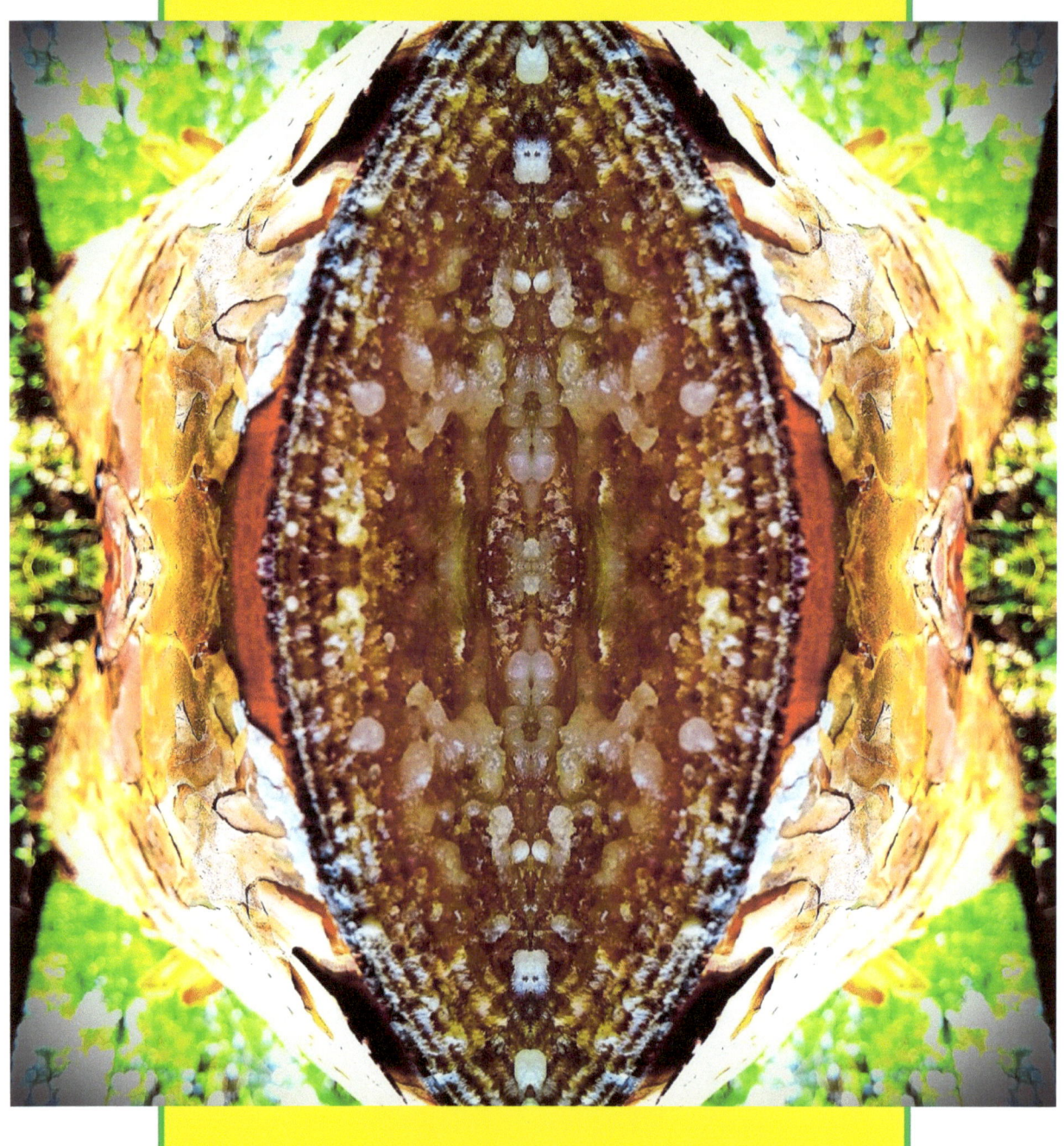

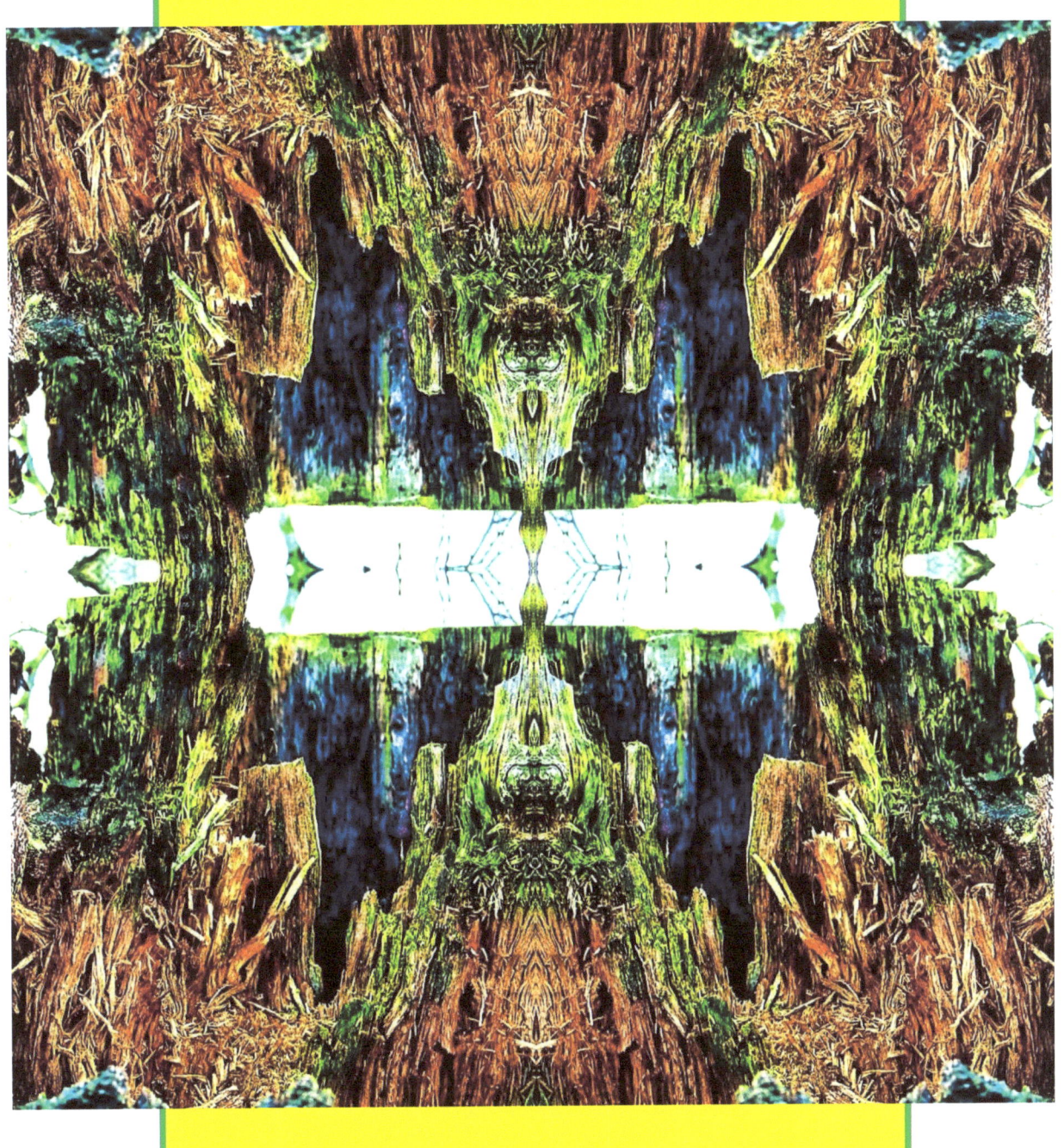

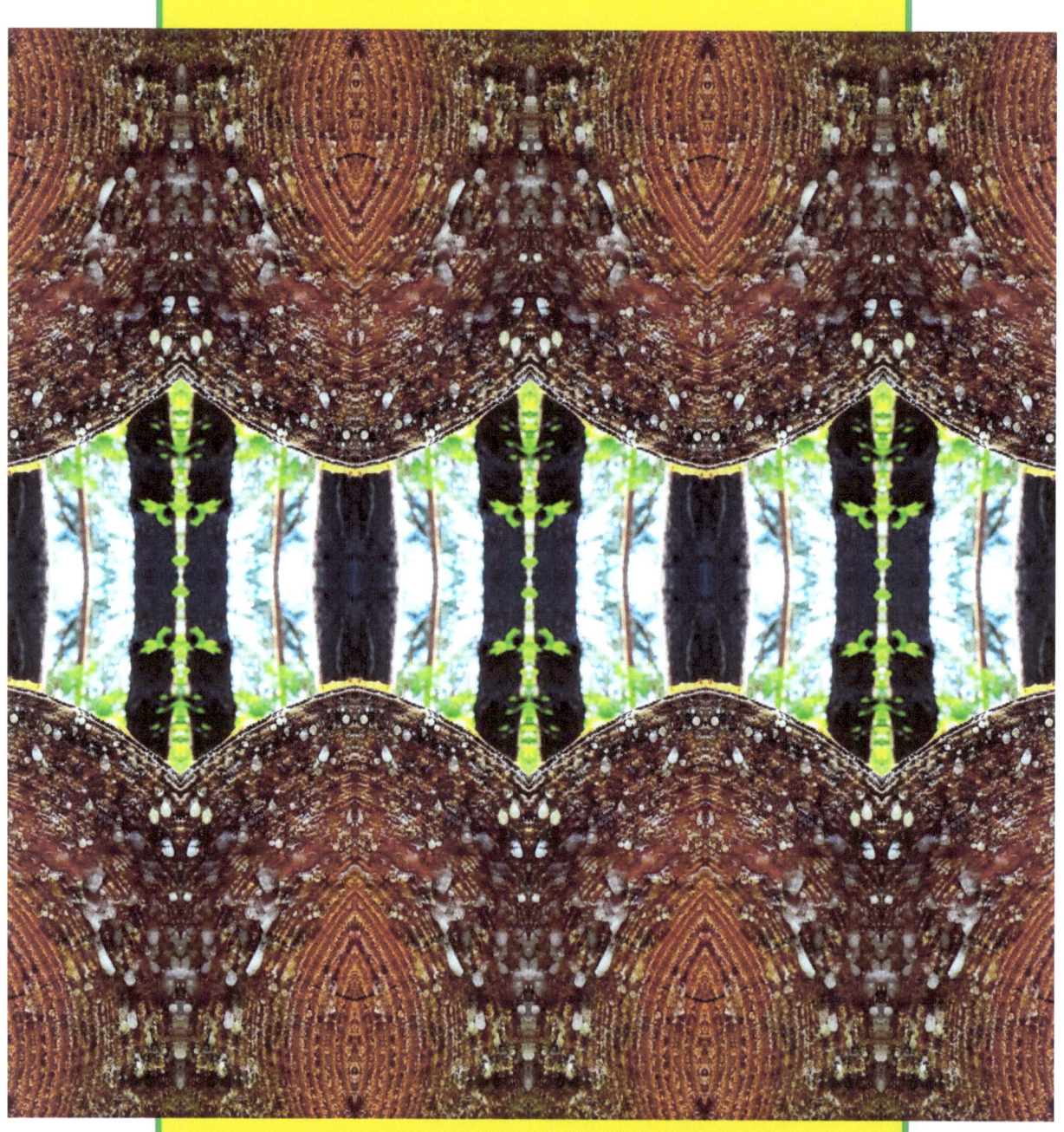

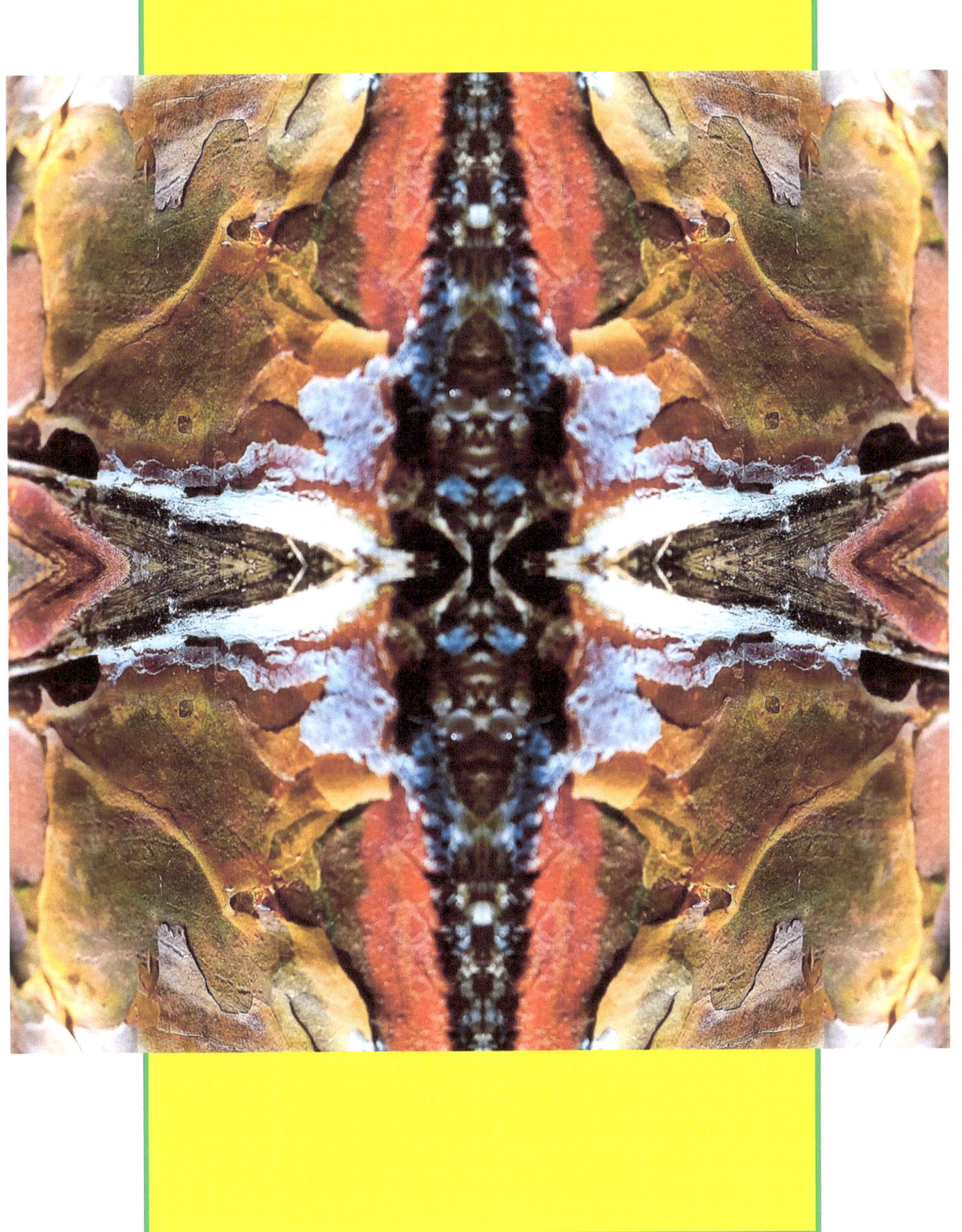

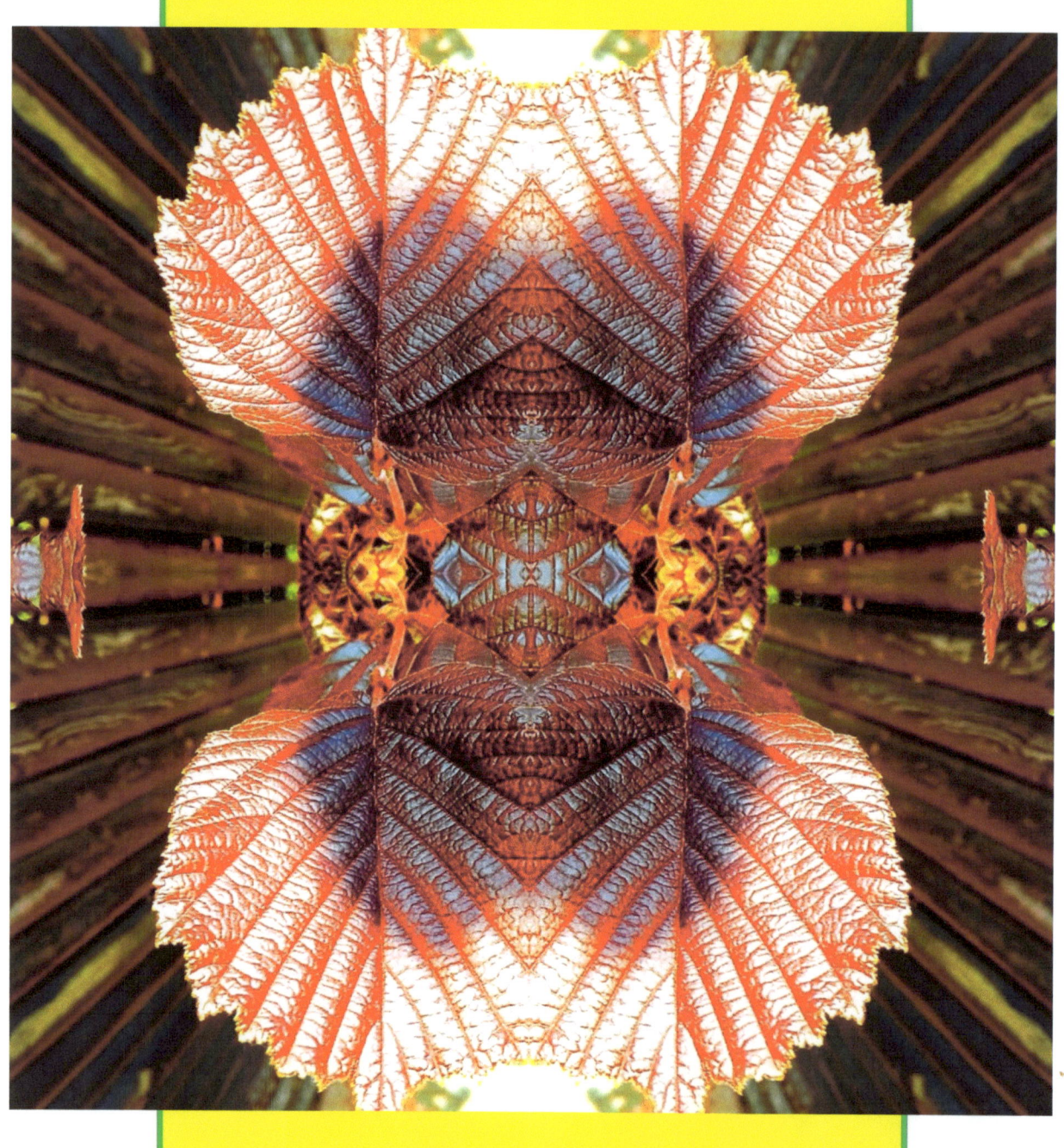

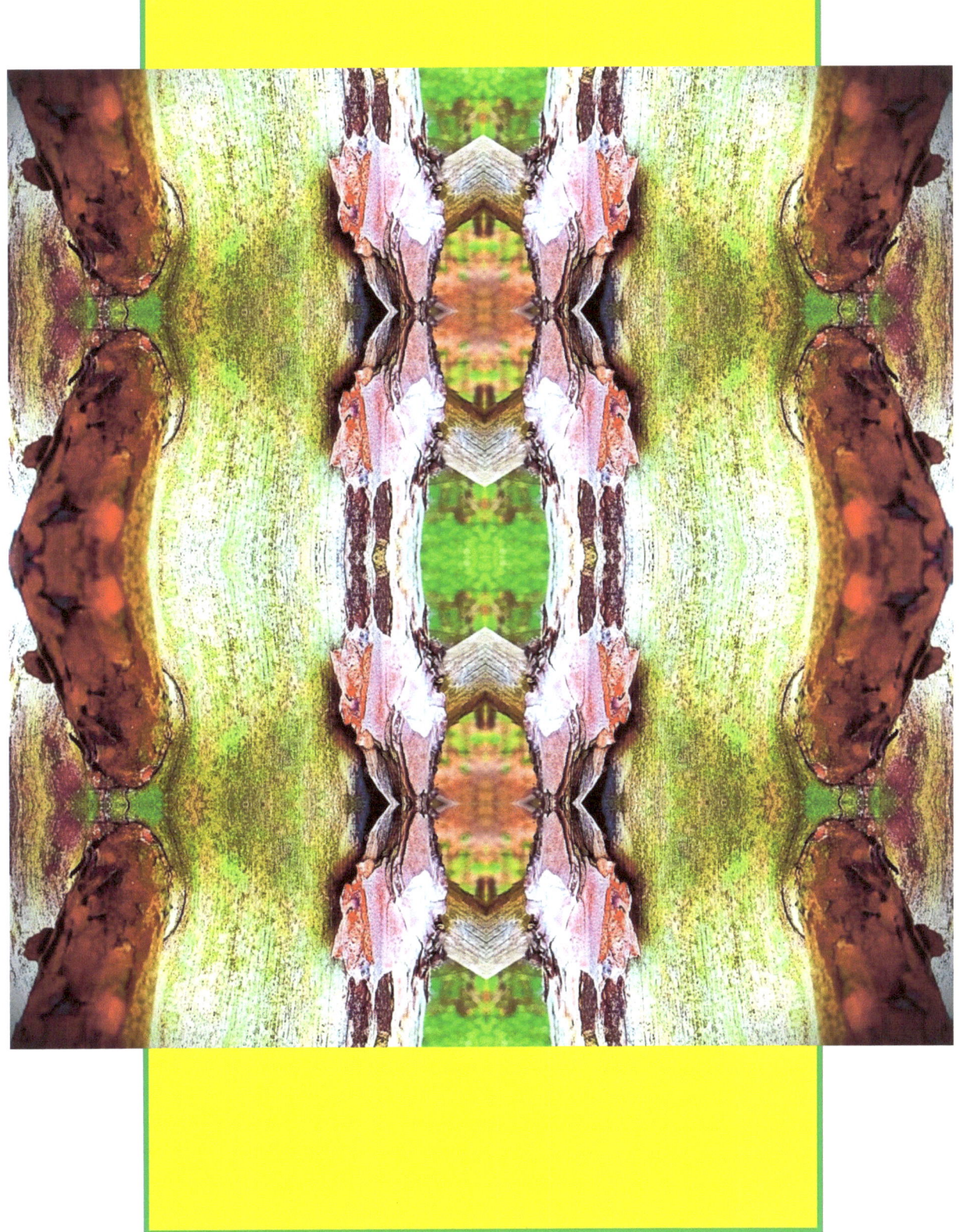

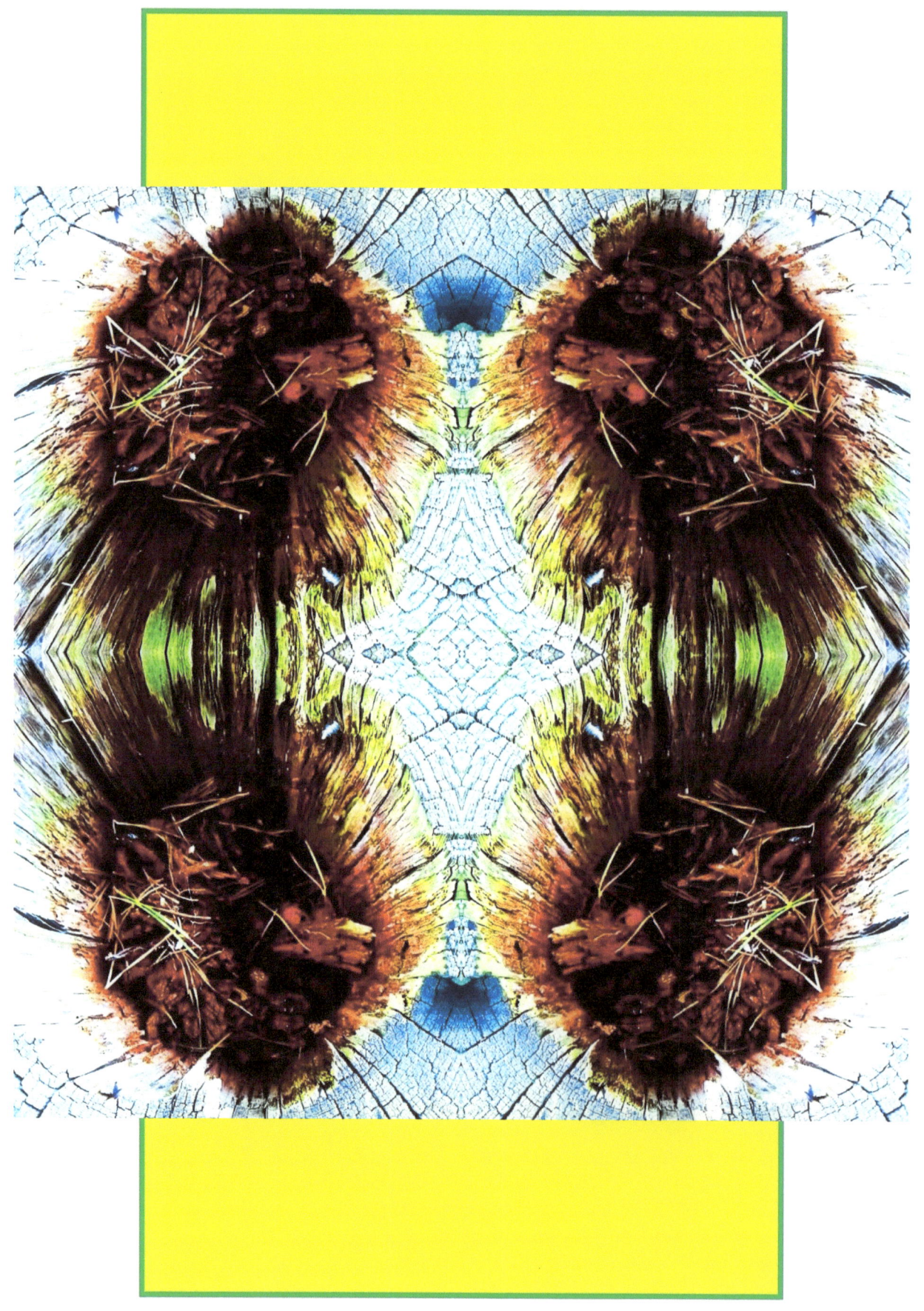

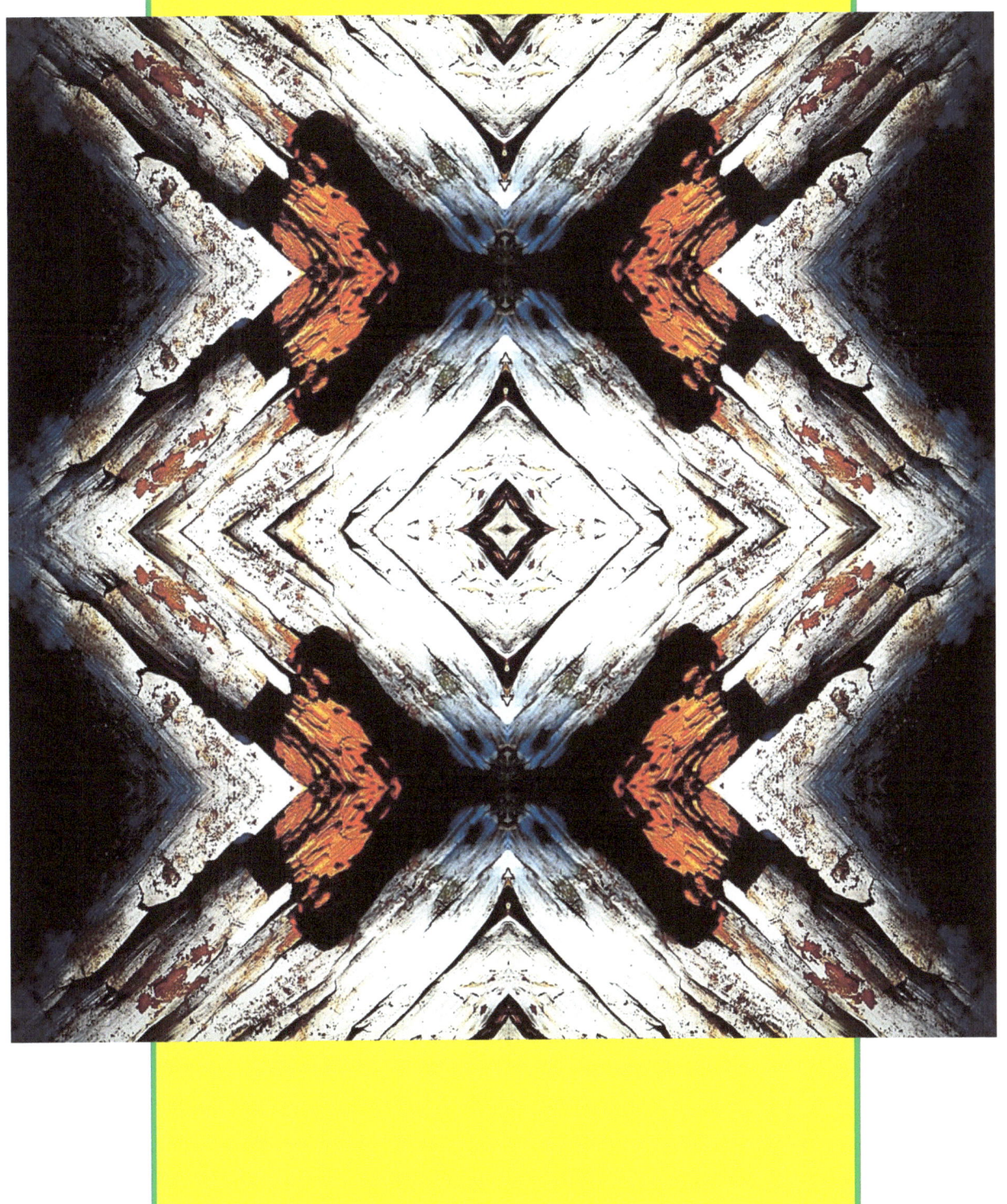

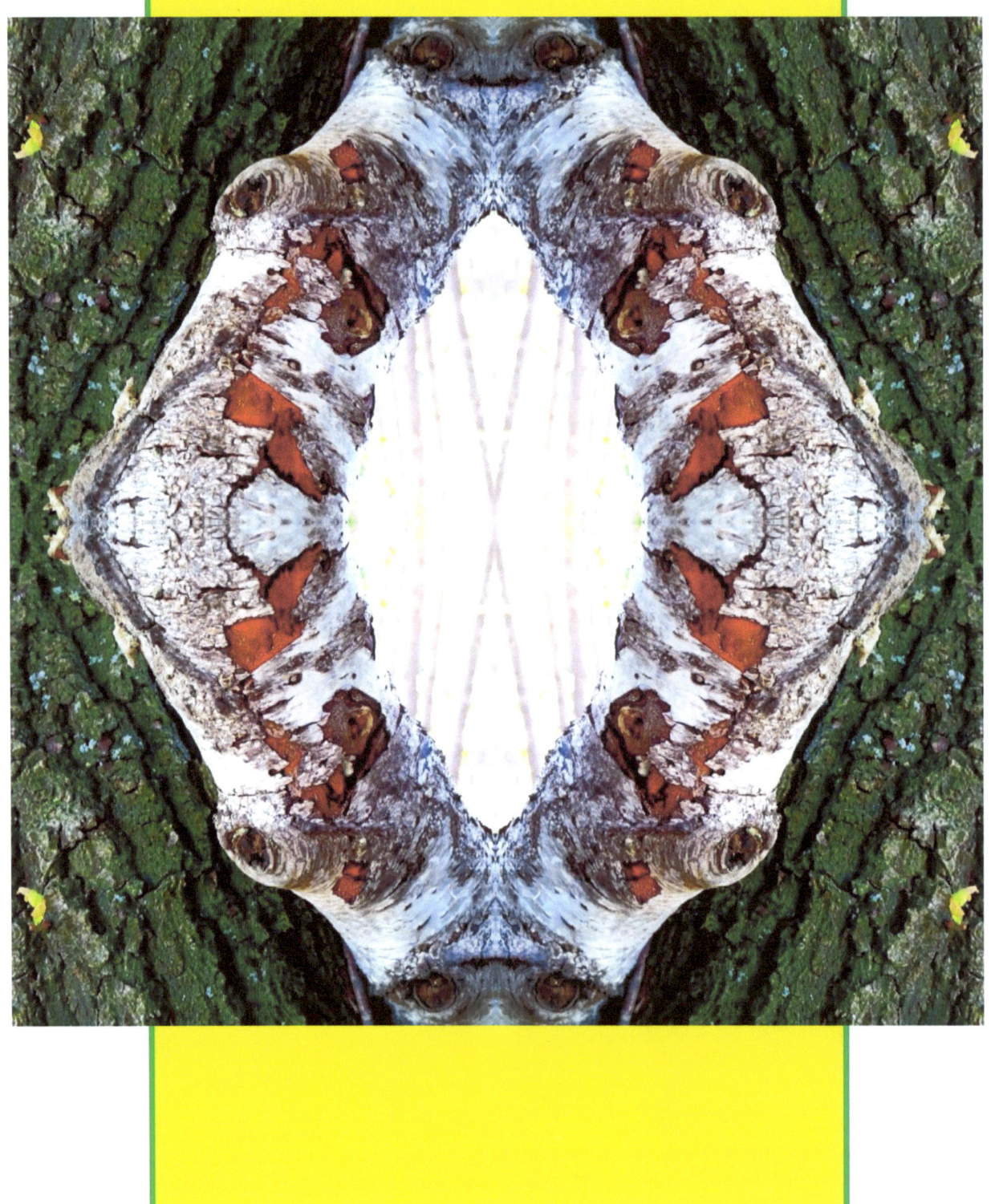

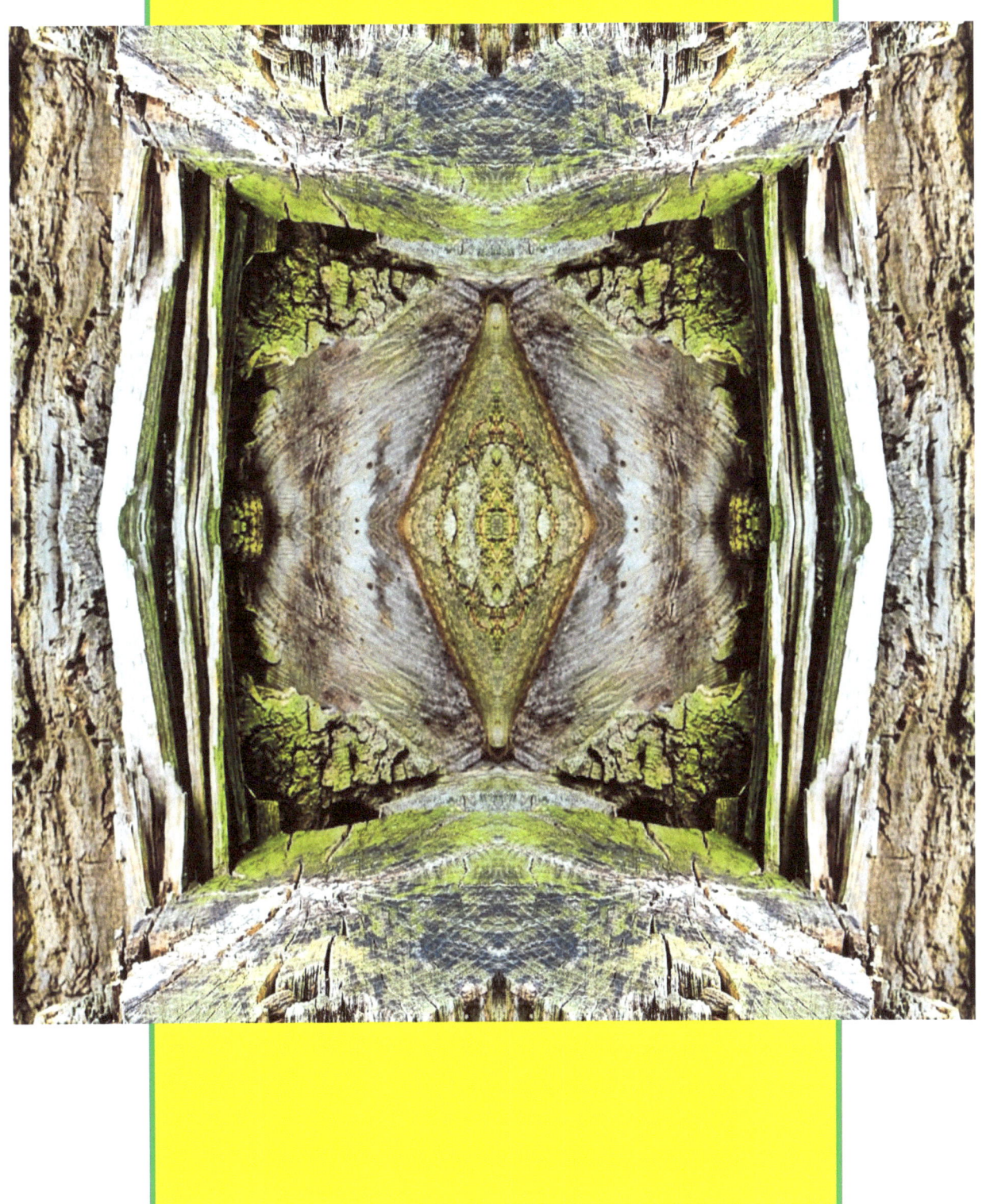

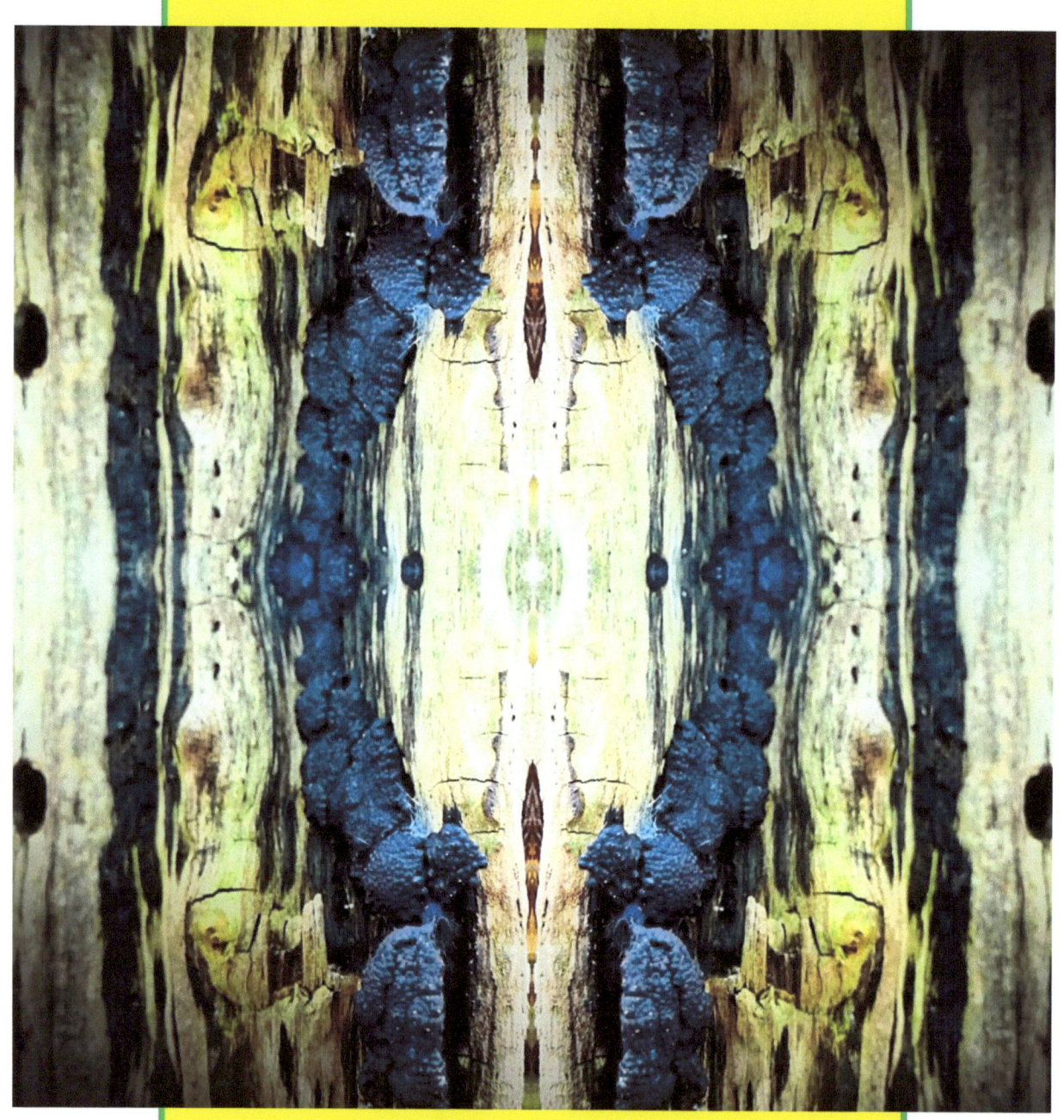

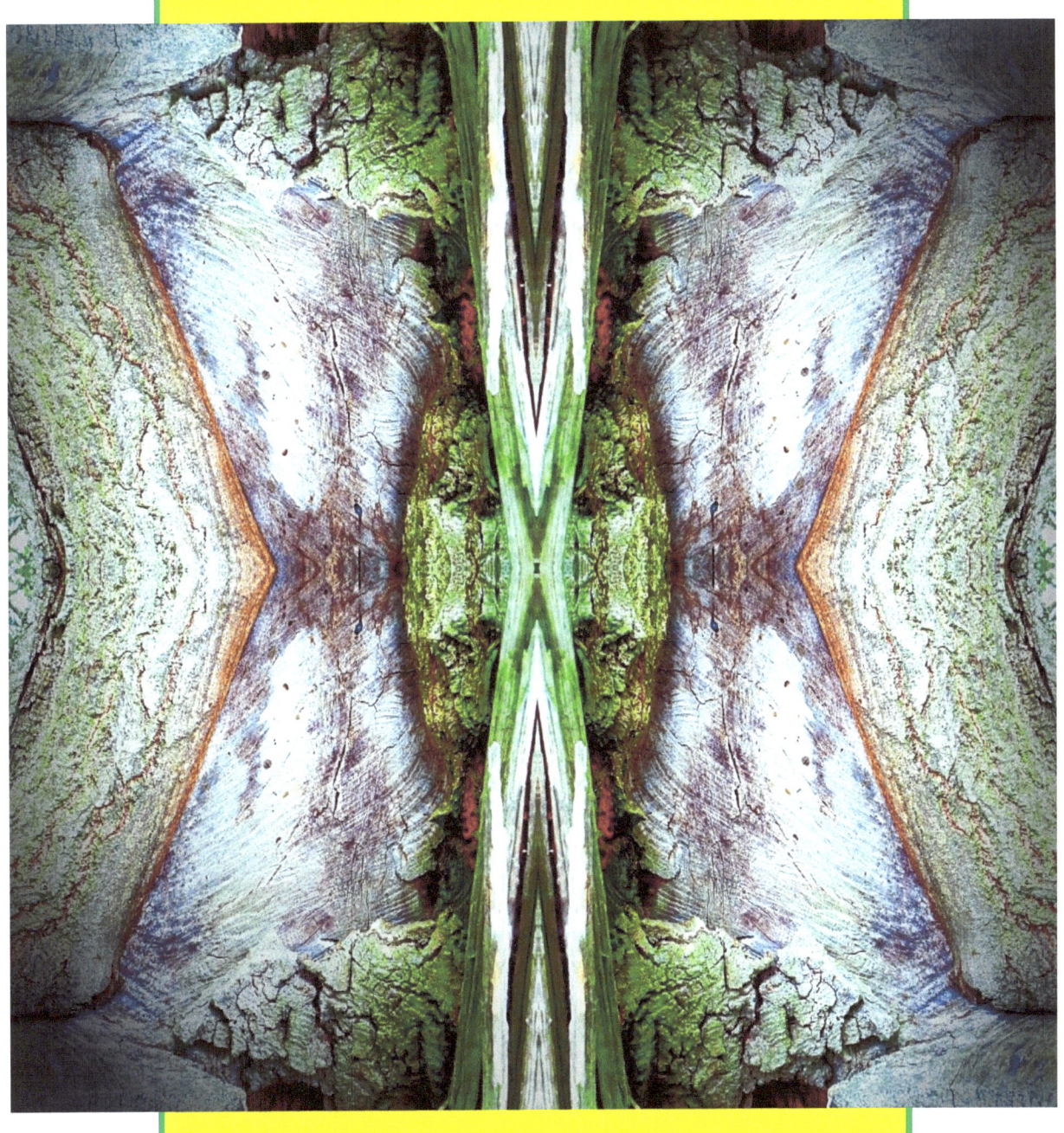

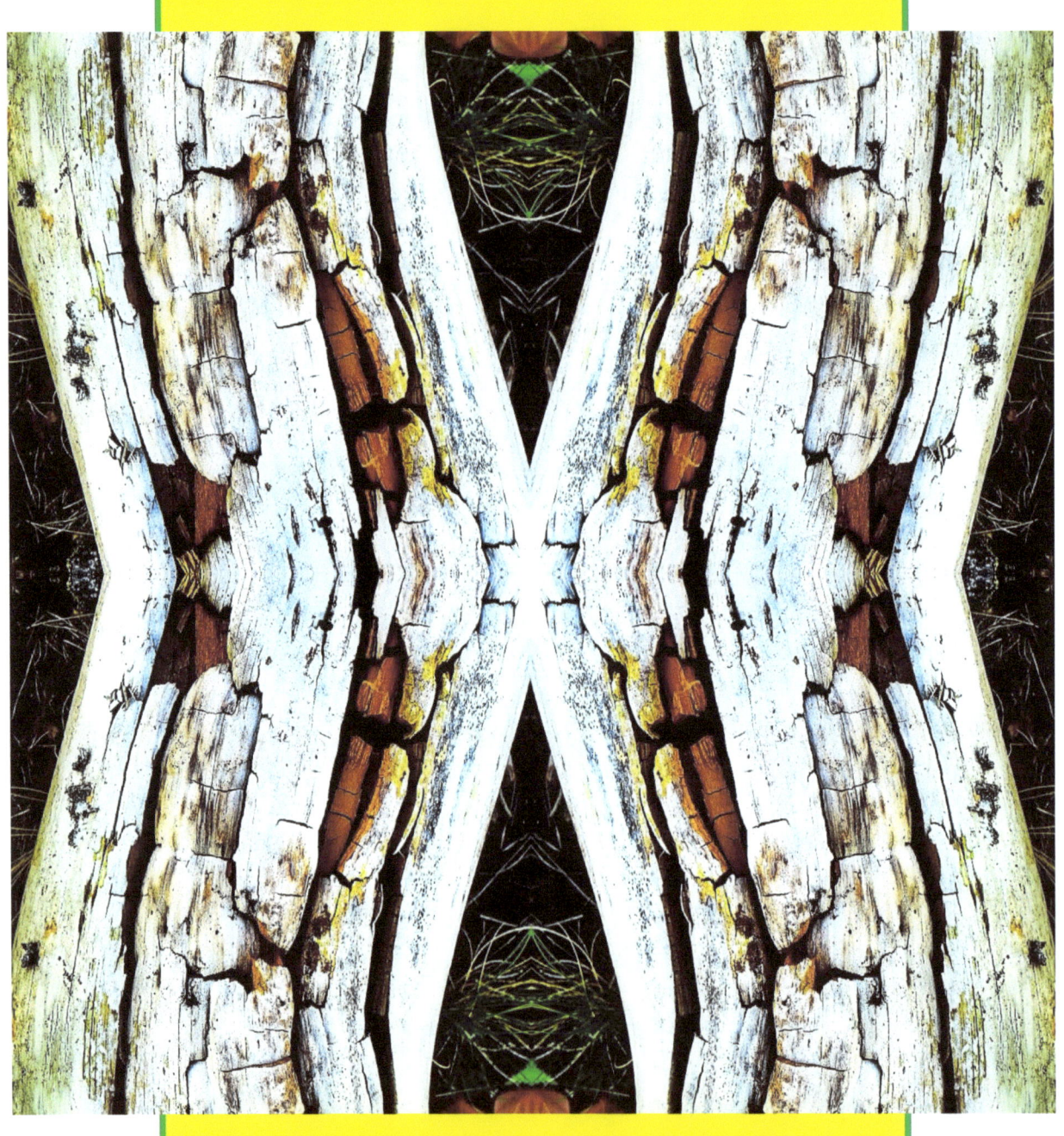

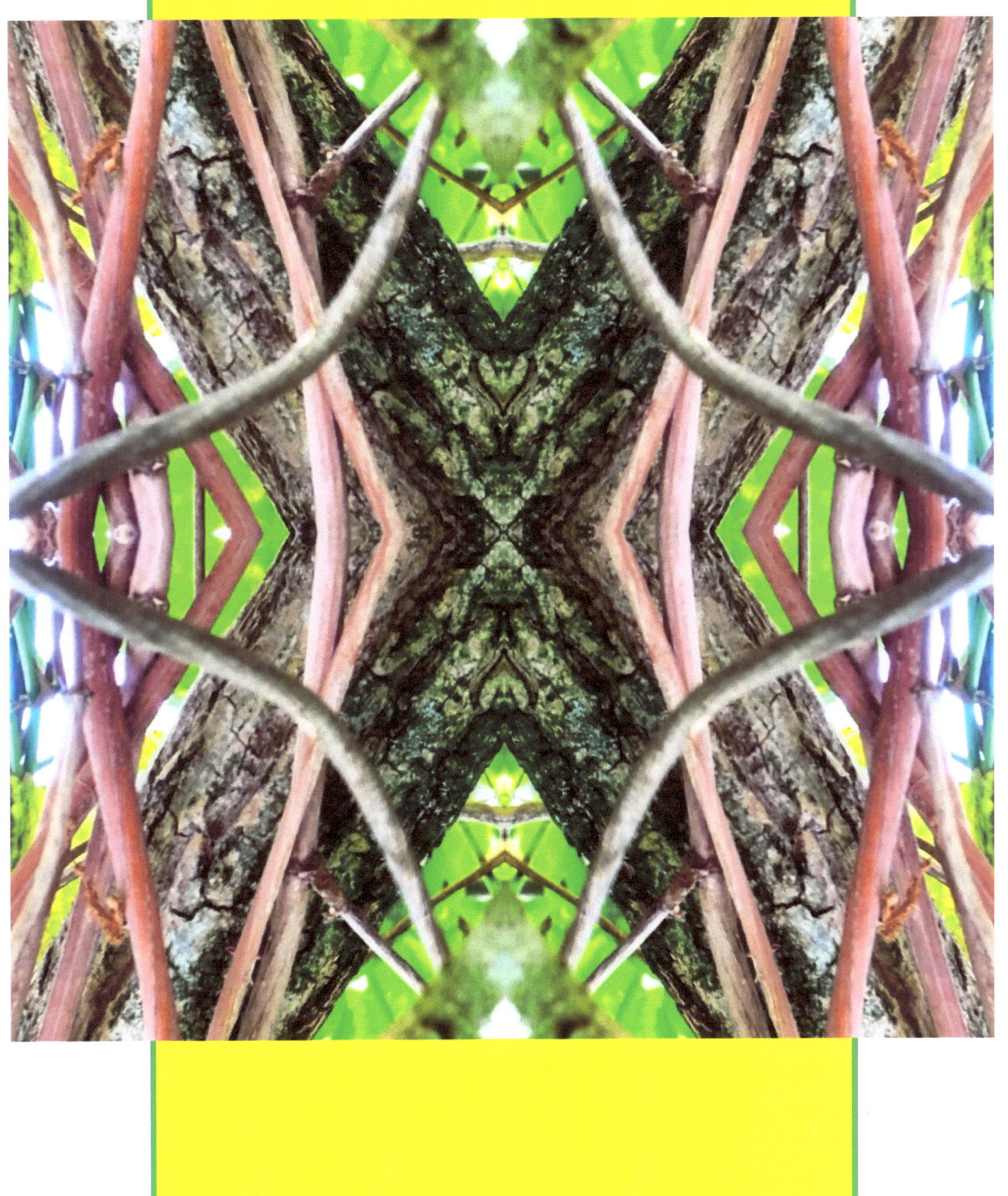

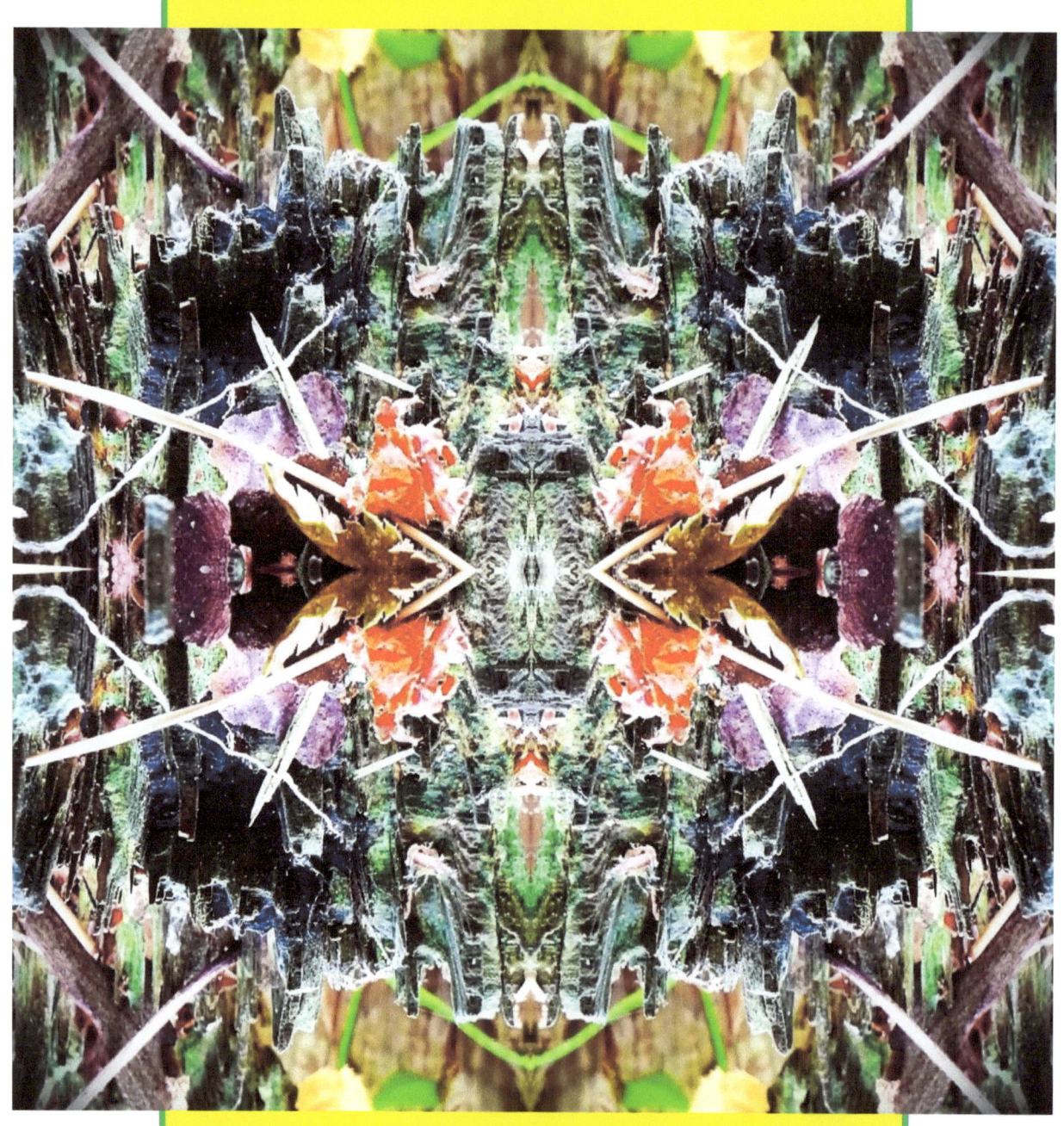

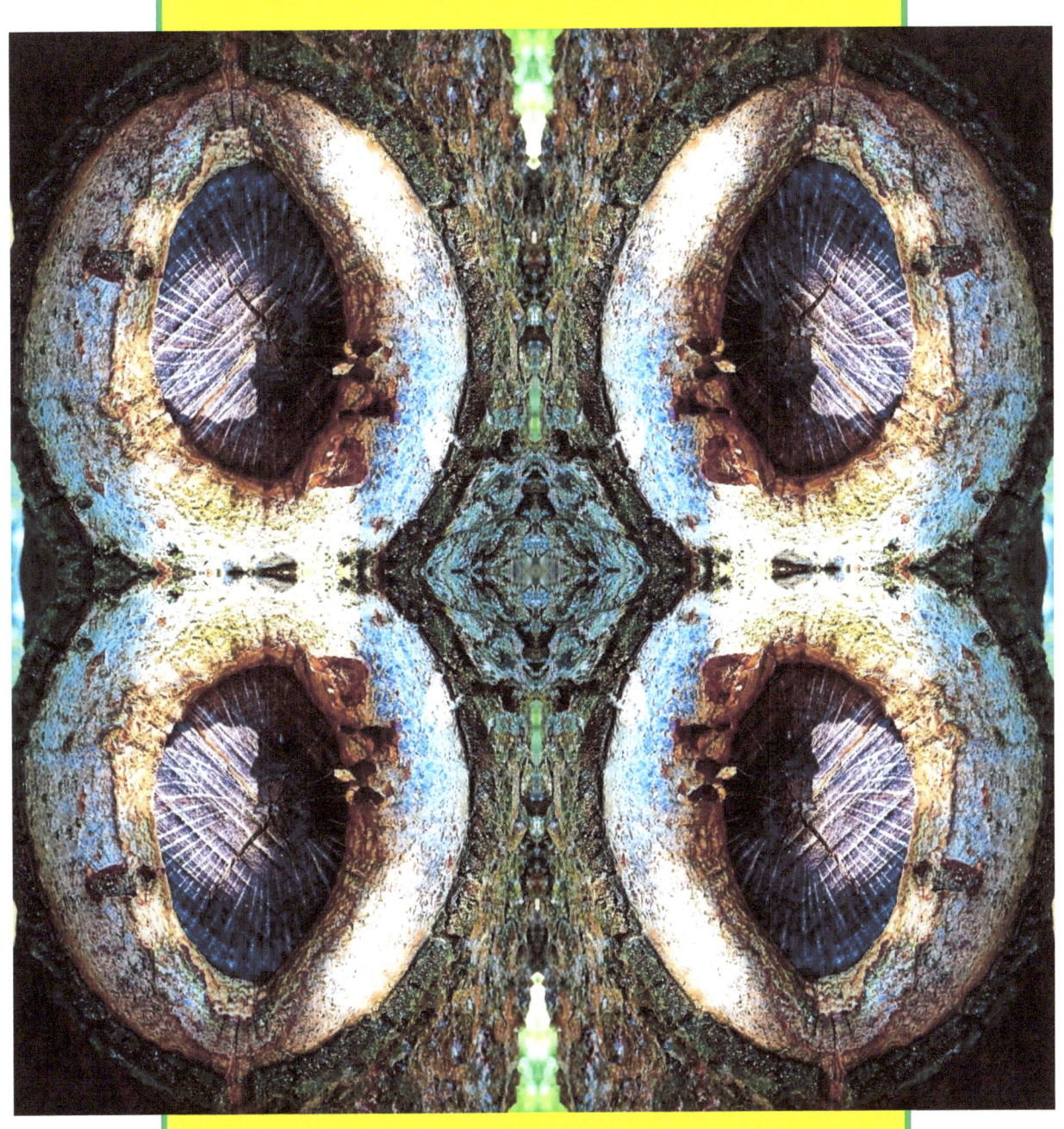

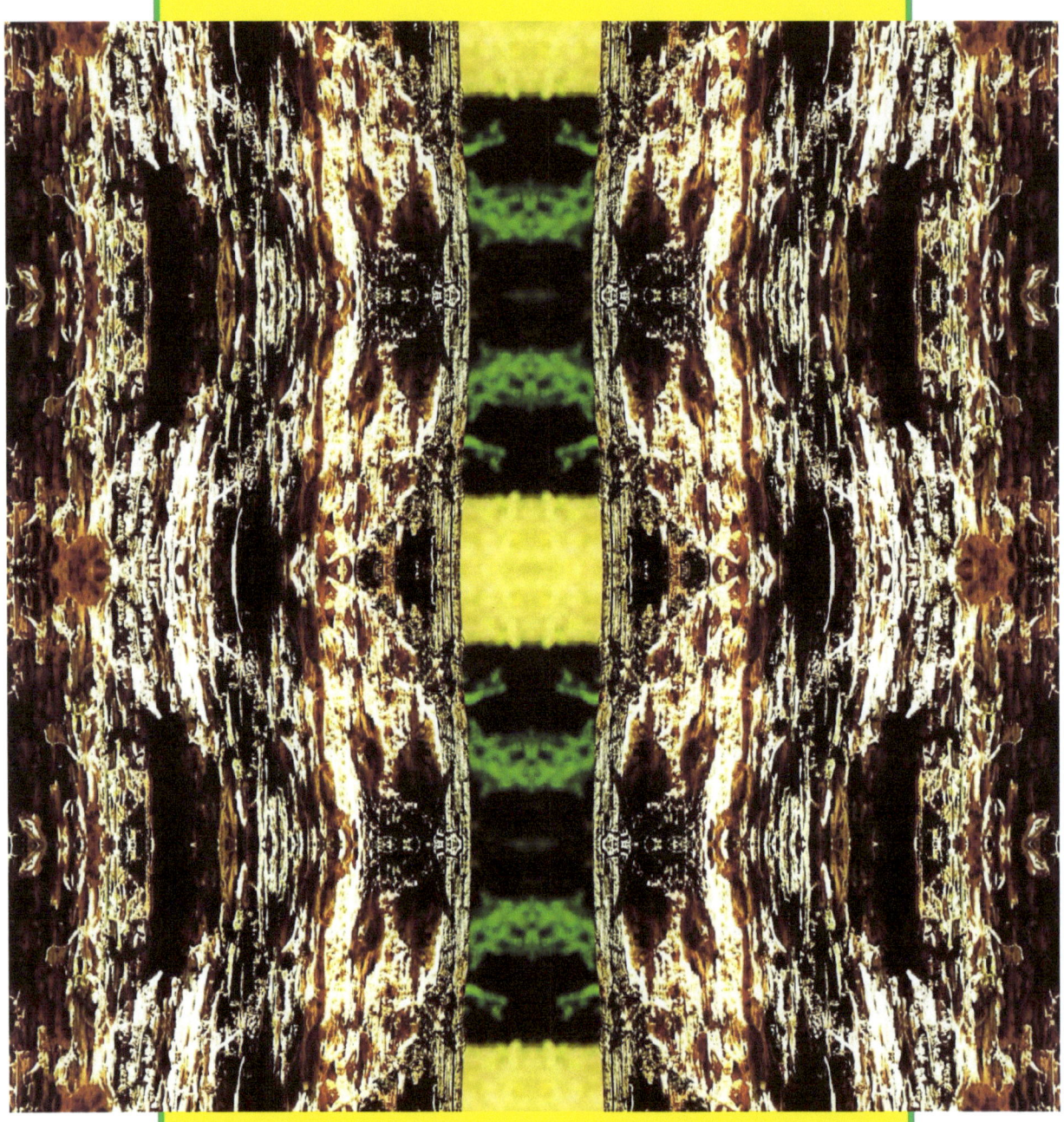

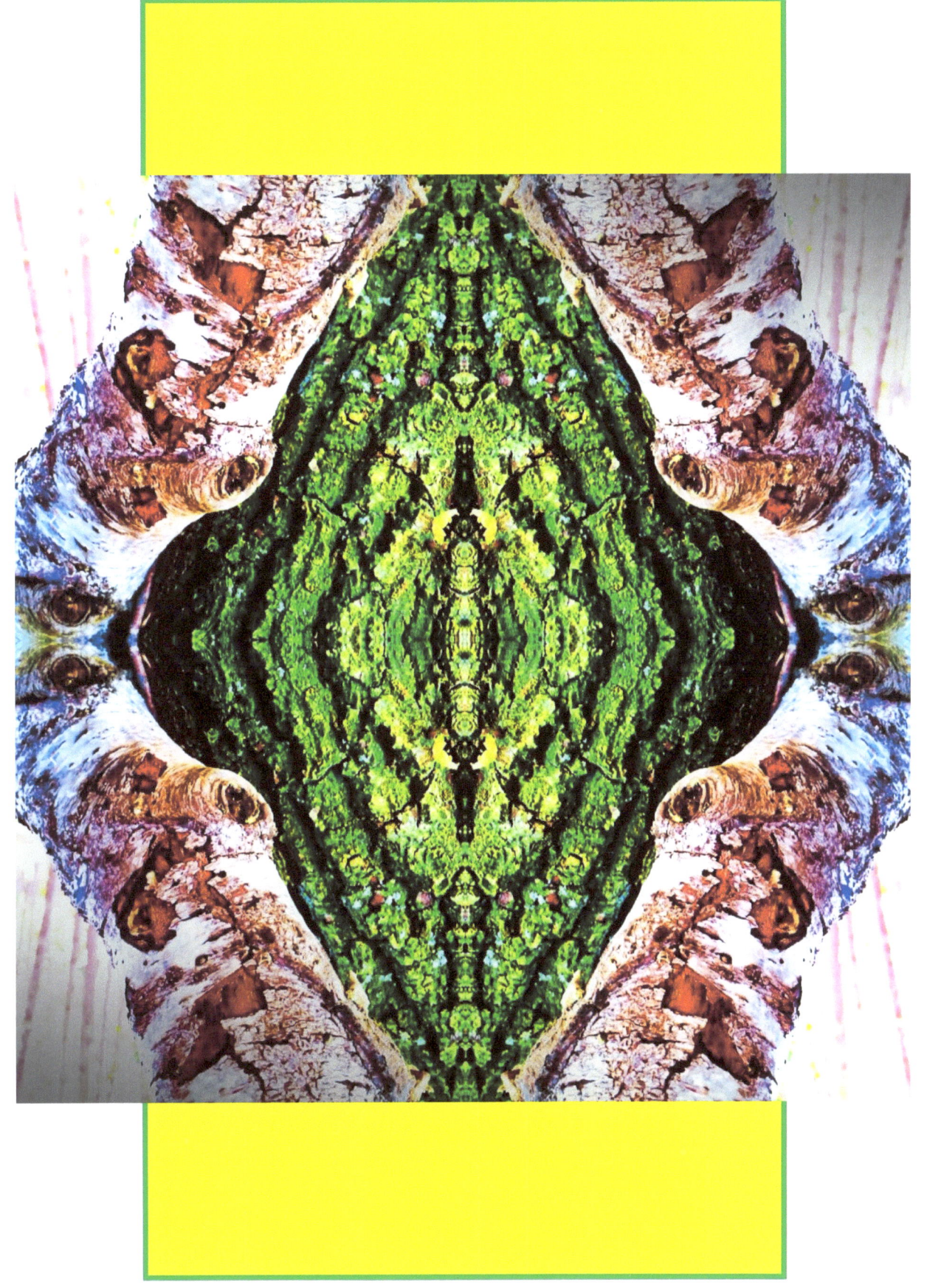

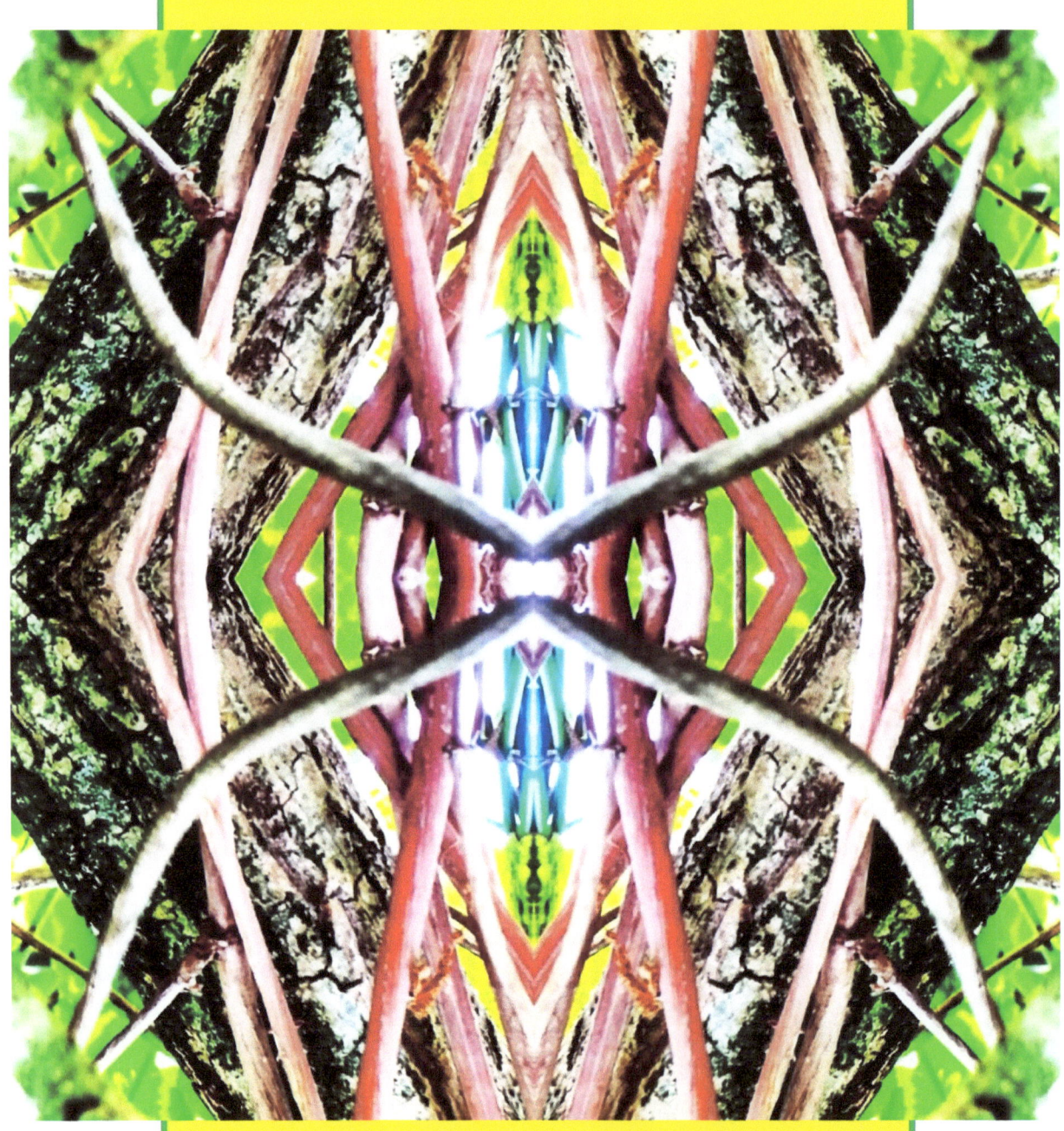

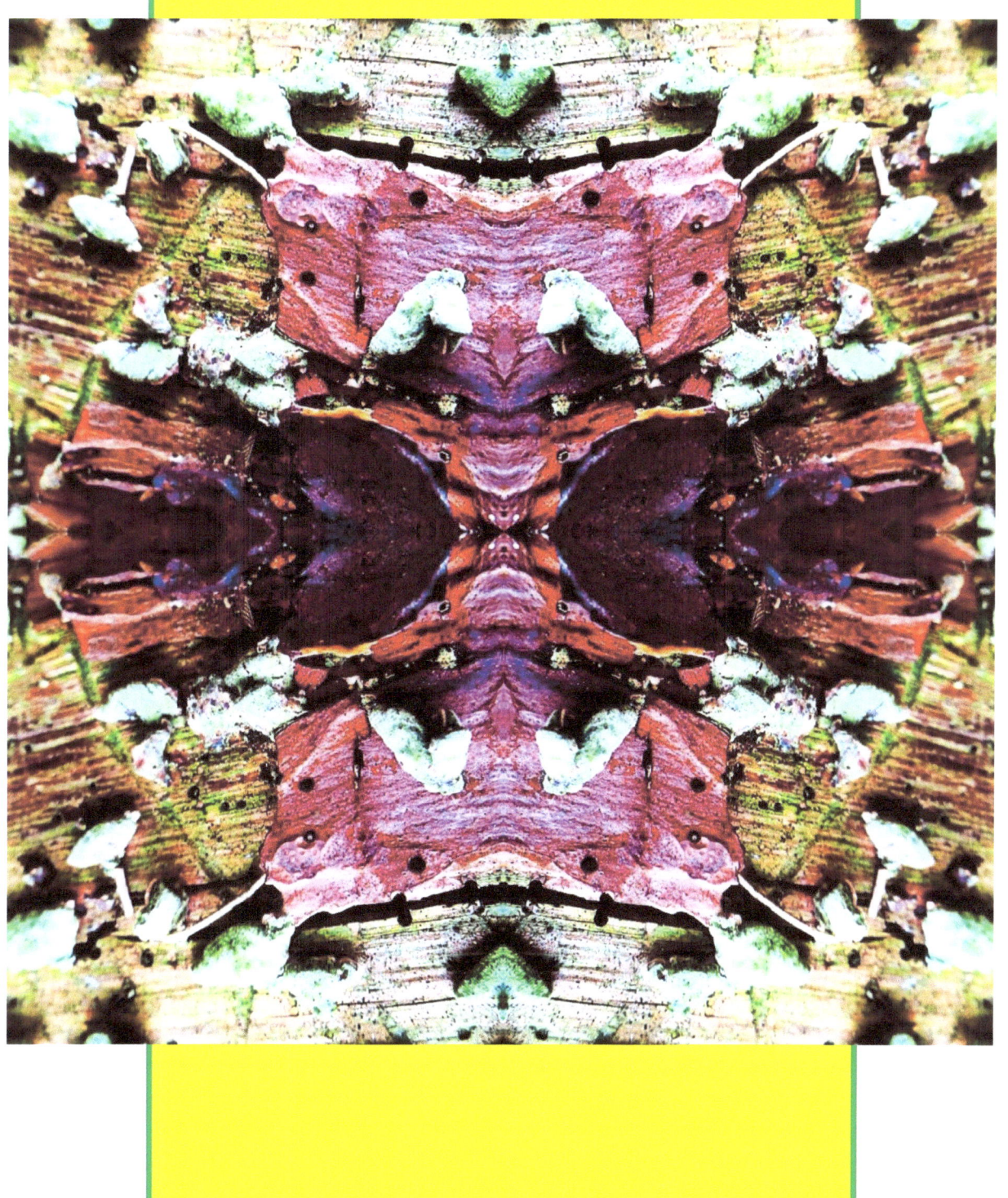

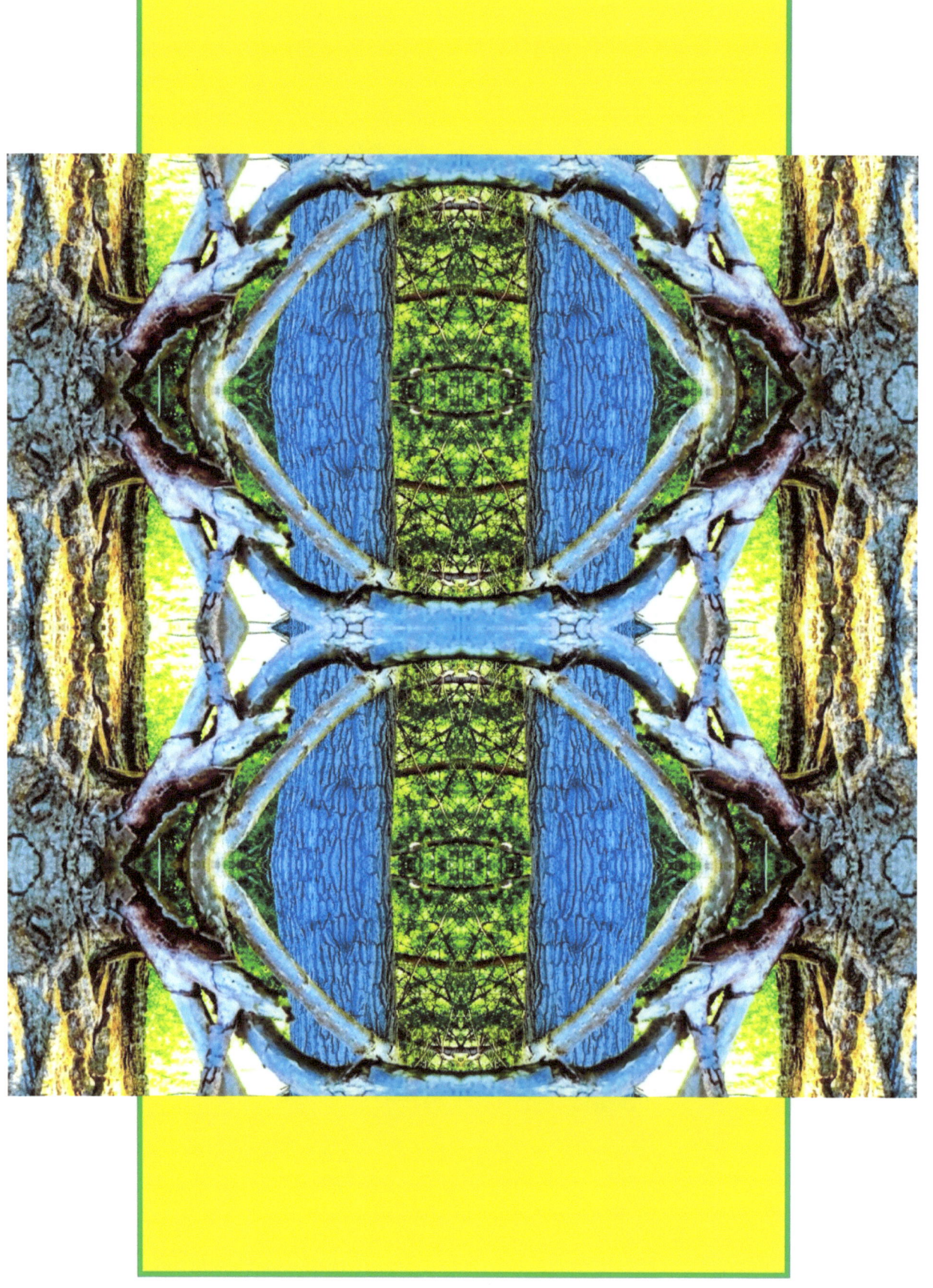

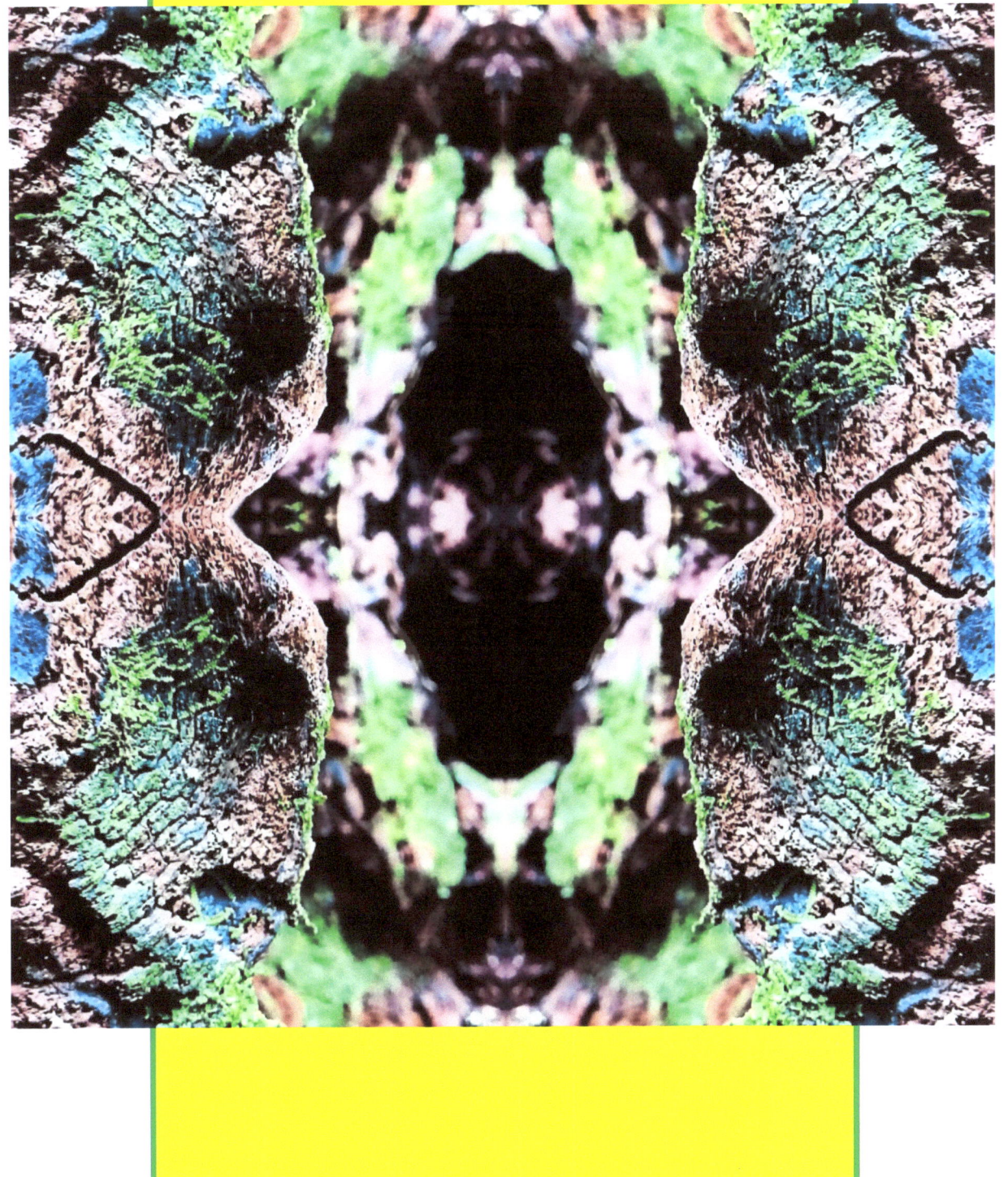

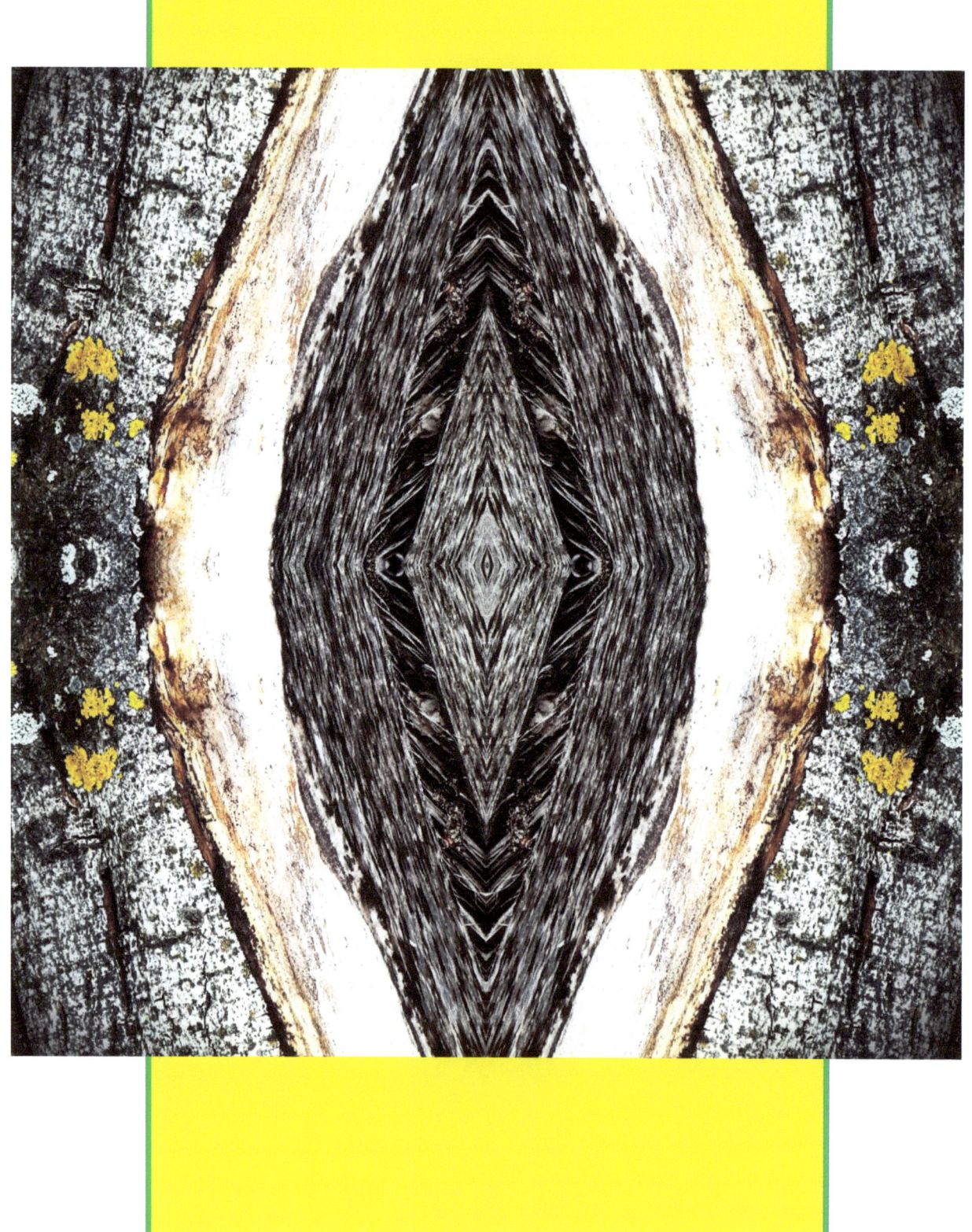

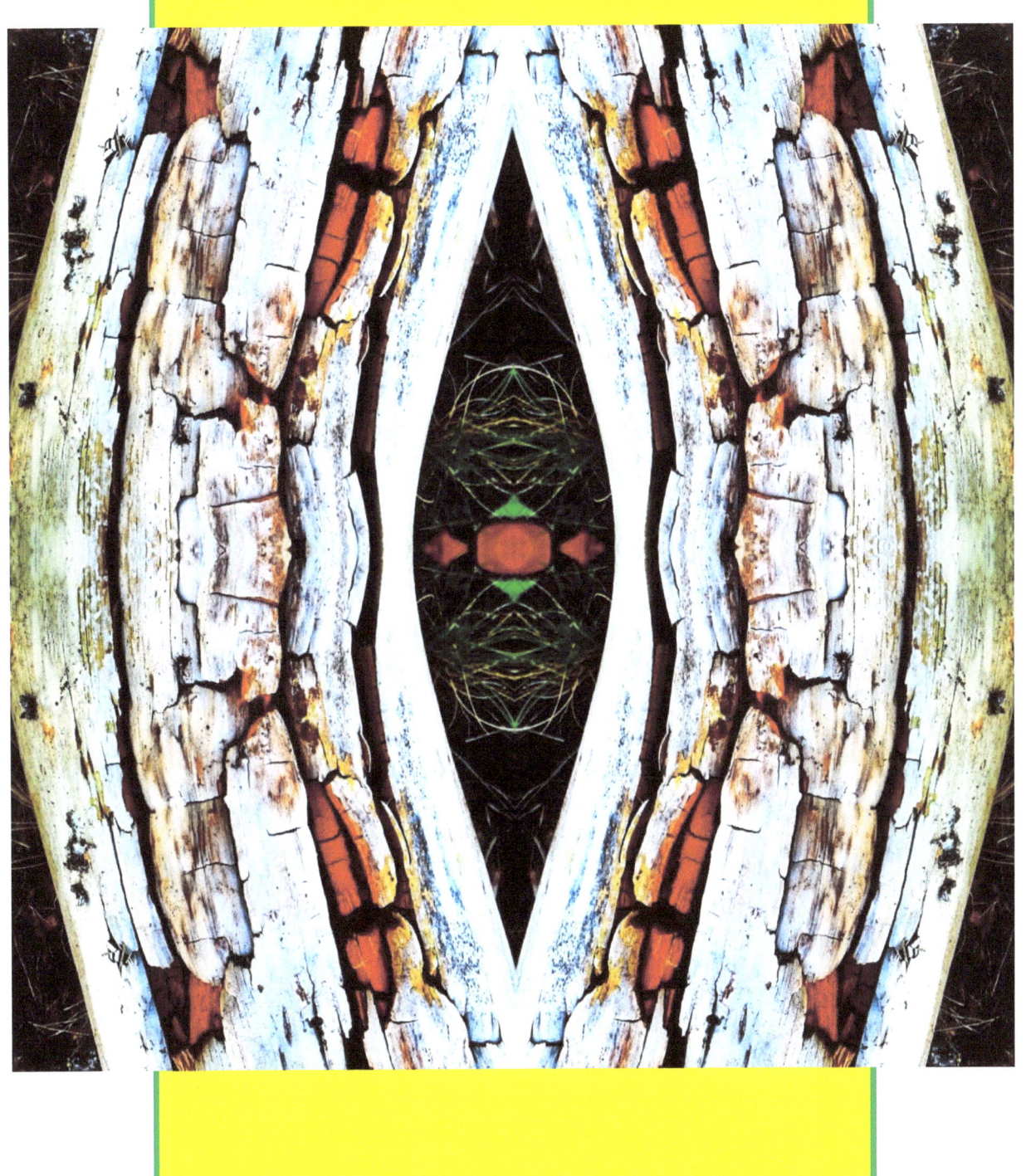

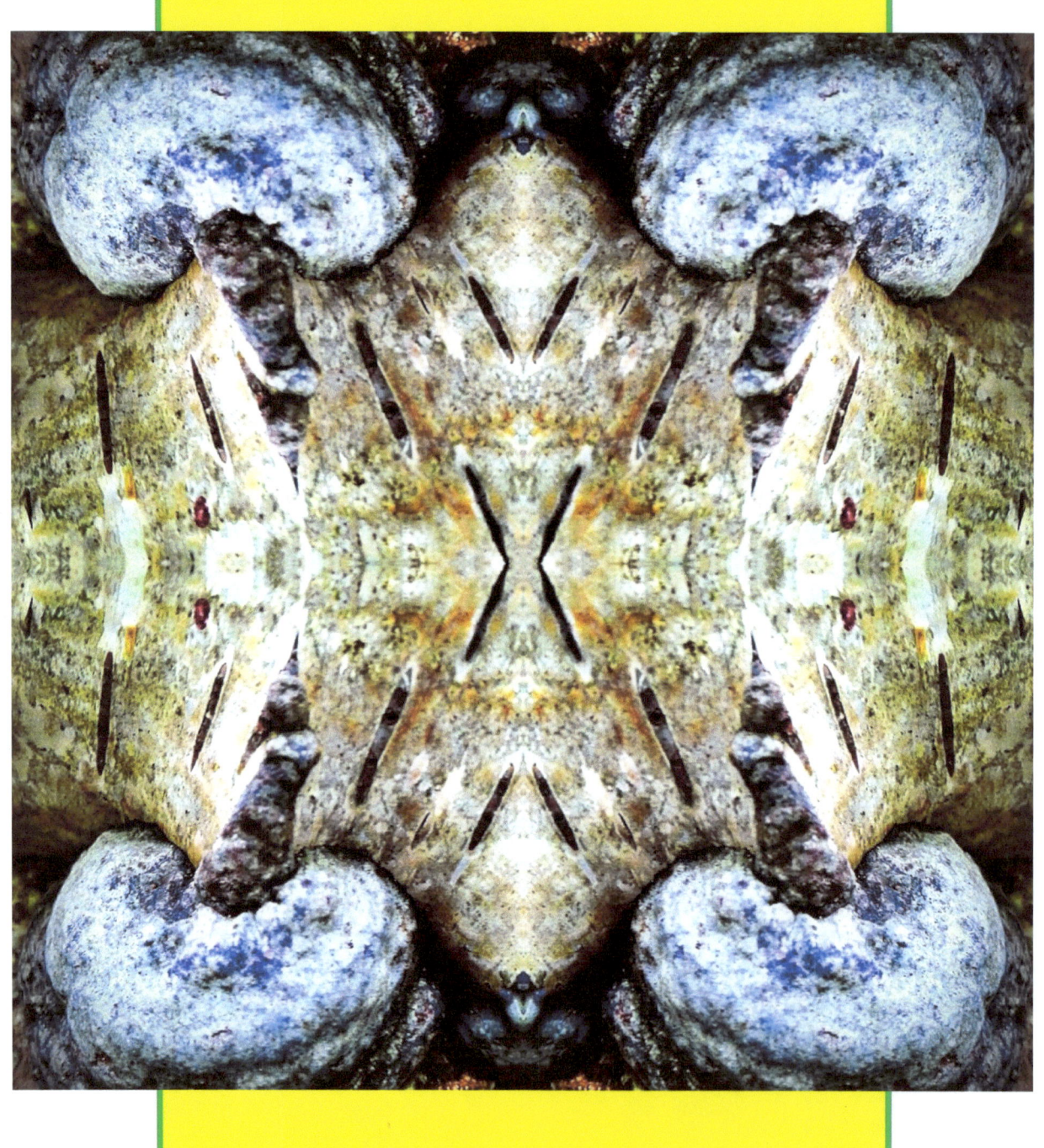

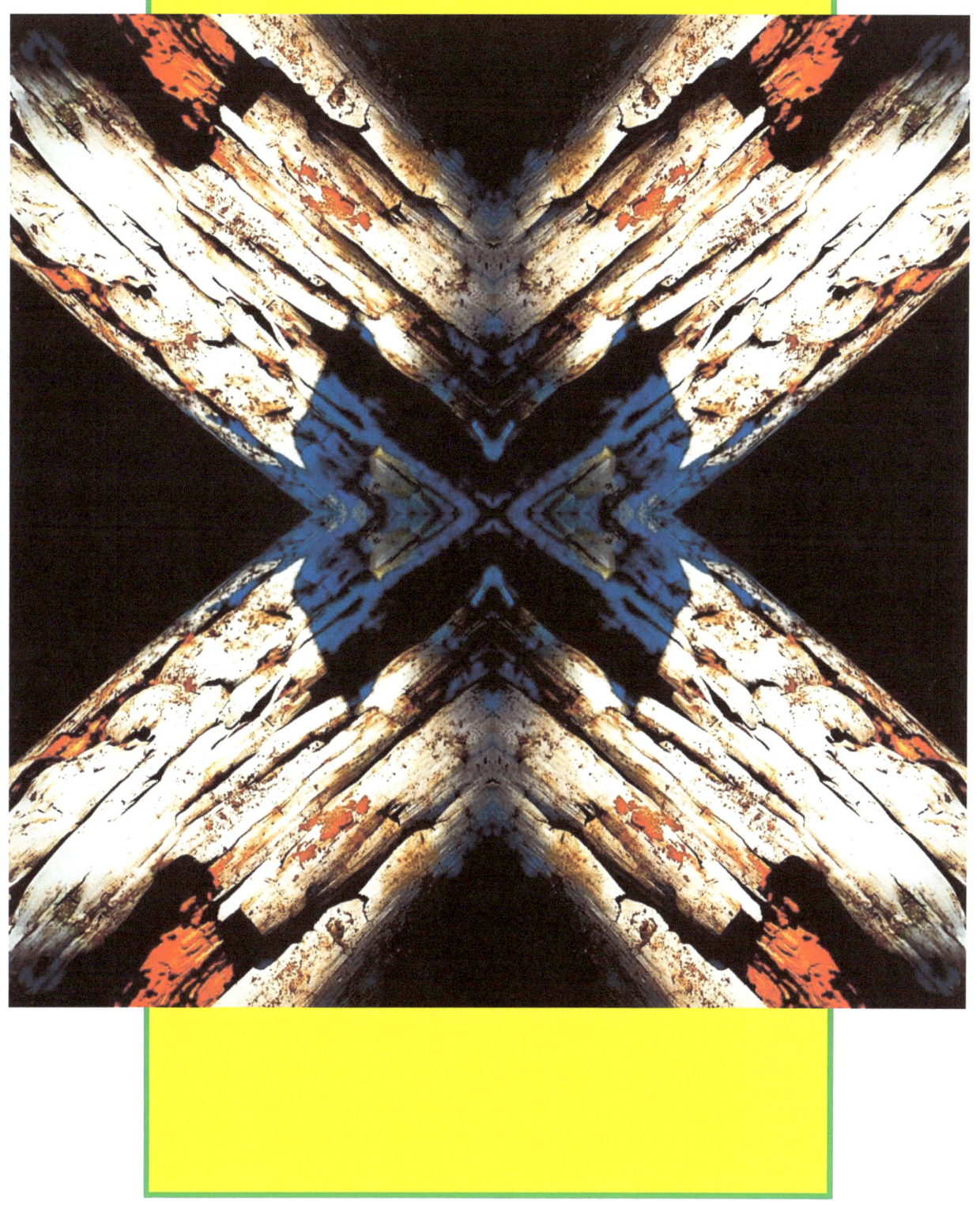

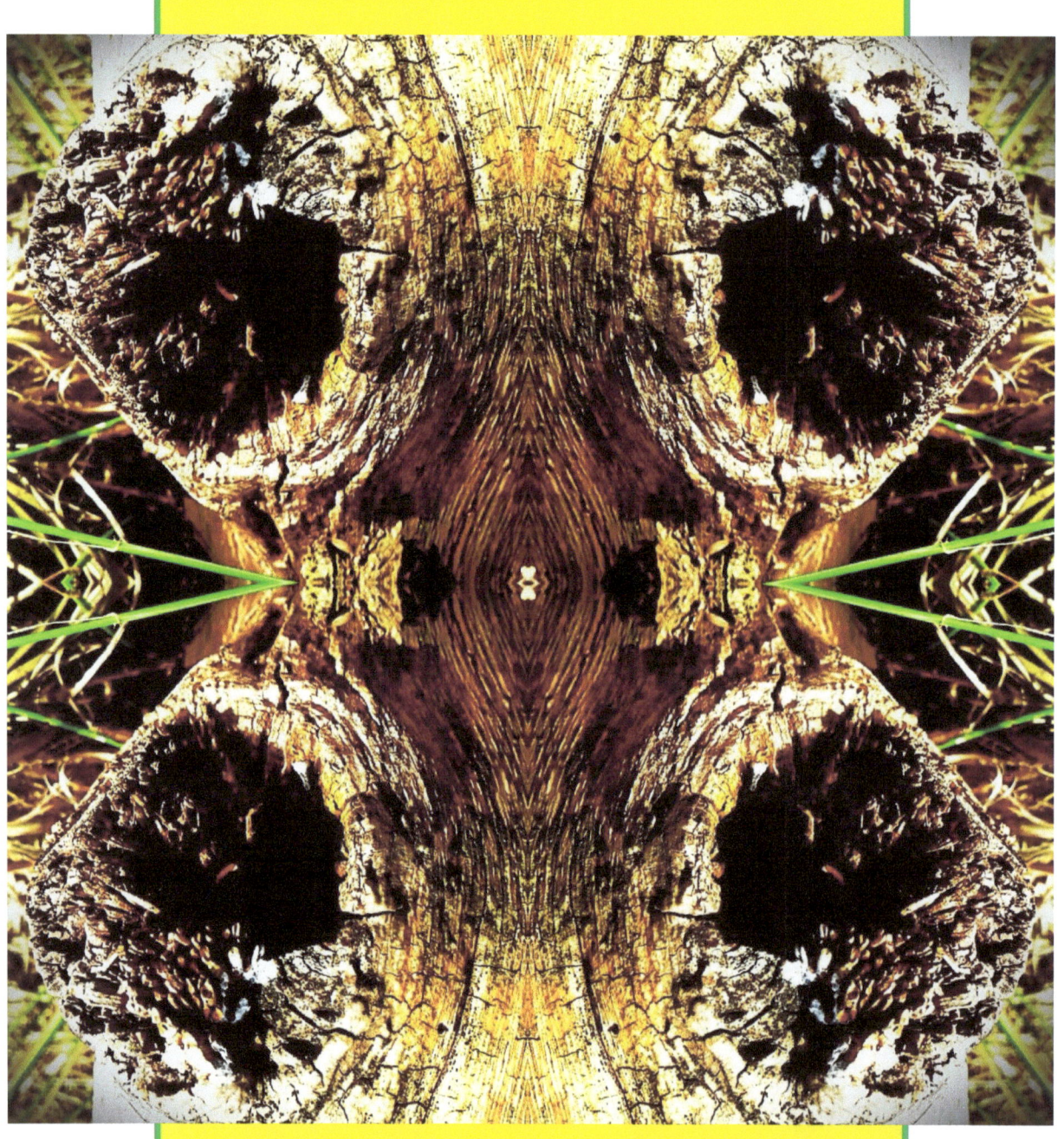

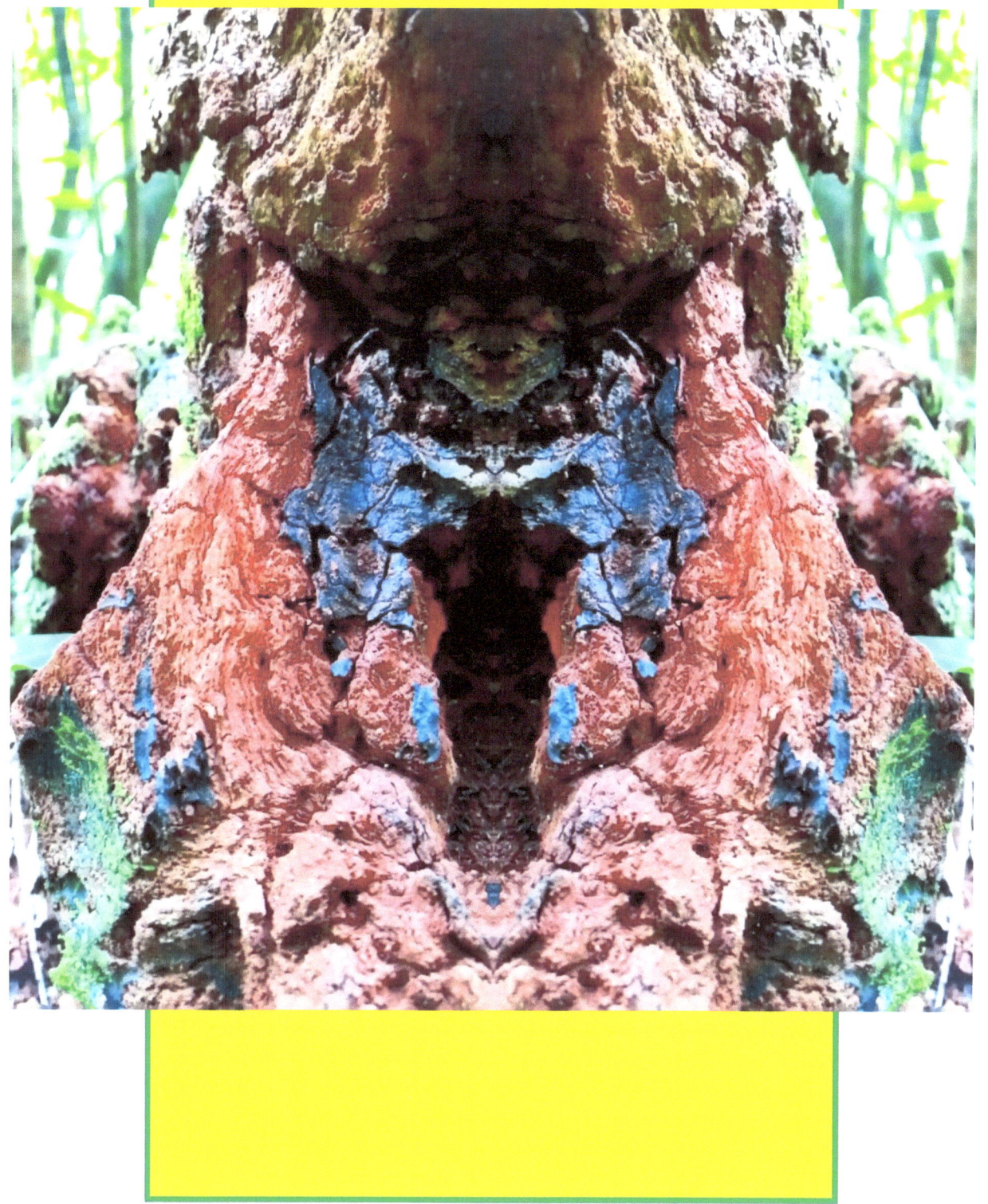

Entdecken Sie unser reichhaltiges Buchsortiment auf
www.AktivierungsCoach.de

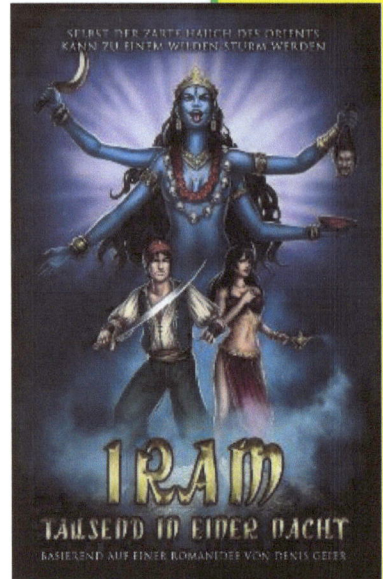

Iram: Tausend in einer Nacht

Ein knalliges und fantasievolles Actionabenteuer für jugendliche Leser, in dem es um einen jungen und furchtlosen Dieb geht, der sein Glück in der sagenumwobenen und geheimnisvollen Stadt Iram sucht. Erlebe eine fesselnde und märchenhafte Abenteuergeschichte mit einer Vielzahl von furchteinflößenden Monstern, hinterhältigen Räubern, Flaschengeistern und einem habgierigen König.

ISBN-13: 978-1727801989

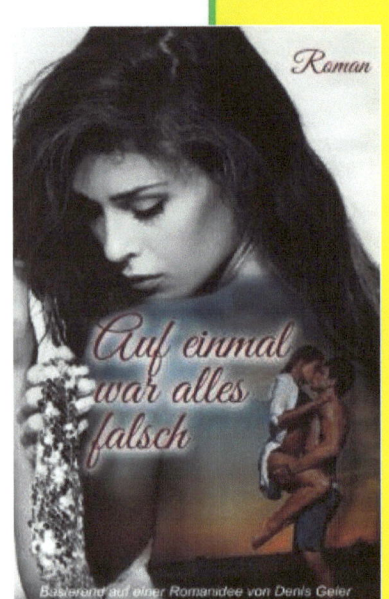

Auf einmal war alles falsch (Roman)

Wenn du unglücklich bist, in dem Leben, das Du führst, gibt es nur eine Möglichkeit, dieses zu ändern. Du musst handeln.
Eine mitreißende Geschichte über Liebe, Zweifel, Begierde und Veränderung.

 Einfach idyllisch - anders lässt sich Dianas Leben mit Mitte 50 nicht beschreiben. Die Kinder sind aus dem Haus, das Meer rund um Holy Island bleibt seinem Rhythmus treu und ihre Ehe ist von Harmonie bestimmt. Doch Diana fehlt etwas - auf der kleinen Insel, die bisher ihr Leben absteckte, fühlt sie sich zunehmends eingeengt. Eine interessante Begegnung eröffnet ihr ungeahnte Möglichkeiten und weckt in ihr den Wunsch, das Leben und die Liebe neu zu entdecken. Diana wagt es, sich auf neue Menschen einzulassen und beginnt zusammen mit ihrem neuen Begleiter eine einmalige Reise. Dabei erkundet sie nicht nur zauberhafte Orte, sondern findet letztendlich auch sich selbst.

ISBN-13: 978-1983895470

www.ingramcontent.com/pod-product-compliance
Lightning Source LLC
Chambersburg PA
CBHW051213220526
45473CB00003B/1021